AF544182

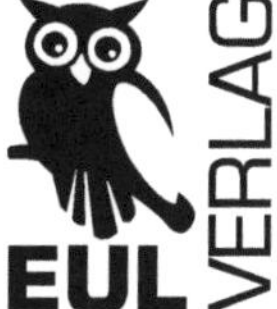
EUL
VERLAG

# SCHRIFTEN ZUR LYME-BORRELIOSE

Herausgegeben von der Deutschen Borreliose-Gesellschaft

Band 1
Marcus Thein
**Porins of Lyme Disease and Relapsing Fever Spirochetes**
Lohmar – Köln 2012 • 140 S. • € 43,- (D) • ISBN 978-3-8441-0195-9

Band 2
Torsten Heinz
**Immunreaktionen im zentralen Nervensystem bei Stimulation mit Bestandteilen von Borrelia burgdorferi**
Lohmar – Köln 2015 • 124 S. • € 42,- (D) • ISBN 978-3-8441-0417-2

JOSEF EUL VERLAG

Schriften zur Lyme-Borreliose · Band 2

Herausgegeben von der Deutschen Borreliose-Gesellschaft

Dr. Torsten Heinz

# Immunreaktionen im zentralen Nervensystem bei Stimulation mit Bestandteilen von Borrelia burgdorferi

Mit einem Geleitwort von Prof. Dr. Karl Bechter, Universität Ulm

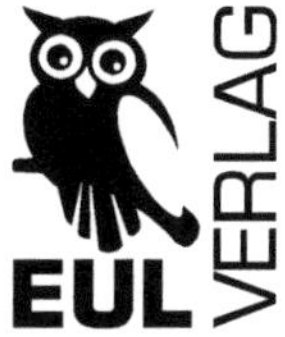

**Bibliografische Information der Deutschen Nationalbibliothek**

Die Deutsche Nationalbibliothek verzeichnet diese Publikation in der Deutschen Nationalbibliografie; detaillierte bibliografische Daten sind im Internet über <http://dnb.d-nb.de> abrufbar.

**Dissertation, Georg-August-Universität zu Göttingen, 2014**

ISBN 978-3-8441-0417-2
1. Auflage August 2015



Coverfoto: PD Dr. sc. hum. Oliver Nolte

JOSEF EUL VERLAG GmbH
Brandsberg 6
53797 Lohmar
Tel.: 0 22 05 / 90 10 6-6
Fax: 0 22 05 / 90 10 6-88
E-Mail: info@eul-verlag.de
http://www.eul-verlag.de

**Bei der Herstellung unserer Bücher möchten wir die Umwelt schonen. Dieses Buch ist daher auf säurefreiem, 100% chlorfrei gebleichtem, alterungsbeständigem Papier nach DIN 6738 gedruckt.**

# GELEITWORT

Die preisgekrönte Arbeit von Herrn Dr. Torsten Heinz liefert wichtige Erkenntnisse zur Frage der Bedeutung des Oberflächenproteins OspC (other surface protein) und von VlsE (variable major protein-like sequence expressed).

Interessanterweise schien bei den In-vitro-Versuchen klar, dass die primären Mikrogliazellen von Mäusen mit den rekombinant hergestellten Oberflächenproteinen leicht zu stimulieren sind und quantitativ verschiedenste entzündliche Parameter, Cytokine und Chemokine freisetzen. Die Problematik der Übertragbarkeit von In-vitro-Versuchen auf in-vivo-Verhältnisse wurde dann auch durch die Frage potentieller Kontamination, die nicht ausgeschlossen werden konnte, wieder einmal demonstriert. Umso wichtiger waren deshalb die parallel geplanten in-vivo Versuche an männlichen Mäusen. Diesen wurde über einen längeren Zeitraum (28 Tage) OspC in den rechten Seitenventrikel infundiert. Hier waren Effekte ähnlich den In-vitro-Befunden nachweisbar, aber in sehr viel geringerer Größenordnung, die immerhin zu Beobachtungen bei vermuteten humanen chronischen Borreliosen mit relativ geringen bzw. kaum nachweisbaren Veränderungen passen könnten. Die Mikrogliaaktivierung durch OspC war ein interessanter Befund, starke immunogene Eigenschaften von OspC wurden bestätigt.

Sowohl die selbstkritische Darstellung der Ergebnisse durch den Autor ist in diesem Zusammenhang besonders zu bemerken als auch die sorgfältige Versuchsplanung, die sowohl In-vitro- als auch In-vivo-Versuche mit gleichartigen Fragestellungen umfasste. Die Forschung zu noch vielfältigen ungelösten Fragen zur Bedeutung von Borrelia burgdorferi-Infektionen beim Menschen und zur entzündlich-immunologischen Beteiligung des zentralen Nervensystems ist durch diese Arbeit nicht gelöst, aber ein wichtiger Beitrag wurde geleistet, auch als Aufbauarbeit für weitere Forschung.

Ich wünsche dem jungen Forscher persönlich alles Gute für seine Zukunft, und dass er seine kritische Sorgfalt beibehält, beispielgebend für andere Arbeiten in diesem schwierigen Feld.

Bezirkskrankenhaus Günzburg/Uni Ulm 2015 Prof. Dr. Karl Bechter

# VORWORT

Die Ihnen vorliegende Forschungsarbeit entstand in den Jahren 2008 bis 2013 im Rahmen meiner wissenschaftlichen Tätigkeit in der Arbeitsgruppe Neuroinfektiologie von Professor Dr. Roland Nau (Institut für Neuropathologie im Zentrum Pathologie und Rechtsmedizin der Medizinischen Fakultät der Universität Göttingen). Die Arbeit wurde im Wintersemester 2013/2014 von der Universität Göttingen als Dissertation angenommen. Für diese Drucklegung wurden einige kleinere formale Korrekturen durchgeführt. Das Literaturverzeichnis wurde nach bestem Wissen und Gewissen auf Aktualität geprüft.

Wissenschaftliche Arbeiten entstehen nicht ohne Förderung und Hilfestellung: Auf diesem Hintergrund möchte ich mich insbesondere bei jenen vier Damen in der Arbeitsgruppe um Prof. Nau bedanken, die mich bei der Planung und Durchführung dieses Promotionsvorhabens maßgeblich unterstützt haben. Dies ist zum einen Frau PD Dr. Simone Tauber, die mich 2008 erstmals in die Techniken des wissenschaftlichen Arbeitens einführte und ohne die ein reibungsloser Ablauf der Tierexperimente sicherlich nicht möglich gewesen wäre. Frau Dr. Sandra Ribes brachte mir die Grundlagen der Zellkulturarbeit bei, womit sie einen zweiten wichtigen Baustein für diese Dissertation legte. Frau PD Dr. Sandra Ebert danke ich für ihre zahlreichen konstruktiven Vorschläge und die Tatsache, dass sie mir bei akuten Fragen oder Problemen stets zur Seite stand. Und Frau Stephanie Bunkowski war mir eine unverzichtbare Hilfe in allen Bereichen der Laborarbeit, vor allem in den für diese Arbeit wichtigen immunhistochemischen Techniken.

Für langjährige Betreuung und wissenschaftlichen Rat darf ich an dieser Stelle Herrn Prof. Nau meinen herzlichen Dank aussprechen. Die lehrreichen Gespräche an zahllosen Montagnachmittagen werden mir noch lange in Erinnerung bleiben. Erwähnen möchte ich außerdem, dass die äußerst angenehme, ja freundschaftliche Atmosphäre, die Herr Prof. Nau schuf, mir immer wieder Motivation und Ansporn für mein Dissertationsvorhaben war.

Natürlich gilt mein Dank auch allen studentischen Mitgliedern der Arbeitsgruppe Neuroinfektiologie, auf deren Rücksichtnahme und konstruktive Hilfe man sich immer verlassen konnte.

Der Deutschen Borreliose-Gesellschaft (DBG), insbesondere Herrn Prof. Dr. Hartmut Prautzsch, bin ich für die Verleihung des Forschungspreises der DBG im Jahre 2014 zu Dank verpflichtet.

Nicht unerwähnt soll bleiben, dass das finanzielle Engagement des Josef Eul Verlages im Rahmen des DBG-Forschungspreises diese Drucklegung erst ermöglichte. Namentlich sei in diesem Zusammenhang der Geschäftsführerin Frau Dr. Margot Eul gedankt.

Zu guter Letzt möchte ich in der Reihe dieser Danksagungen meine Eltern nicht vergessen, die mir das Medizinstudium ermöglichten und meine Dissertation bereitwillig Korrektur lasen.

Kaiserslautern, im Juni 2015 Torsten Heinz

# INHALTSVERZEICHNIS

# ABBILDUNGSVERZEICHNIS

# TABELLENVERZEICHNIS

# 1 EINLEITUNG

Als im Herbst des Jahres 1975 am Department of Public Health, Yale University School of Medicine, New Haven (Connecticut, USA) erstmals Berichte über eine ungewöhnliche Häufung von juveniler rheumatoider Arthritis in drei kleinen Gemeinden östlich des Connecticut Rivers eingingen, konnte wohl keiner der Beteiligten ahnen, welche Konsequenzen diese Entdeckung für die moderne Infektionsforschung haben sollte. Um der Ursache dieser Arthritisepidemie auf den Grund zu gehen, organisierte die Universität in Zusammenarbeit mit den in der Region ansässigen Ärzten und lokalen Gesundheitsbehörden eine medizinische Untersuchung der Bevölkerung (Steere et al. 1977). Ungewöhnlich genug waren die Ergebnisse allemal: In den drei mitten in einer Waldlandschaft gelegenen Gemeinden East Haddam, Lyme und Old Lyme – welche zusammen gerade mal eine Einwohnerzahl von ca. 12 000 erreichten – waren entzündliche Gelenkserkrankungen bei den Kindern um das 100-fache häufiger vorzufinden als im Rest des Landes. Aber auch die epidemiologische Analyse der Erwachsenen zeigte eine deutlich erhöhte Arthritis-Prävalenz (Steere et al. 1977). Viele weitere Auffälligkeiten, wie z.B. die, dass bei 55% der Patienten erste Symptome in den Sommer- und Herbstmonaten auftraten und dass Familien, die in unmittelbarer Nachbarschaft zum Wald wohnten, häufig betroffen waren, legten schon sehr früh den Verdacht nahe, dass es sich um eine durch Arthropoden übertragene Erkrankung handelte. Da sich 25% der Betroffenen an eine ringförmige Rötung ungefähr vier Wochen vor dem Ausbruch der Krankheit erinnerten, stellten die damit befassten Forscher auch schnell den Bezug zu dem in Europa schon lange bekannten Erythema migrans[1] – der „Wanderröte“ – her. Diese Theorie wurde jedoch wieder verworfen, da man zum damaligen Zeitpunkt noch keinen Zusammenhang zwischen den Gelenksentzündungen und der Hautrötung erkennen konnte. So glaubte man, eine neue Krankheit entdeckt zu haben und taufte sie – gemäß dem Ort der Entdeckung – „Lyme Disease“ (Steere et al. 1977, Satz 2010).

[1] Berichte über ungewöhnliche Hautveränderungen nach einem Zeckenstich sind in Europa seit Ende des 19. Jahrhunderts bekannt. Vgl. hierzu die Dissertationsarbeit von Justies (Justies 2003). Außerdem geht Satz ebenfalls sehr ausführlich auf erste Manifestationen der Lyme-Borreliose in Europa ein (Satz 2010).

In den nun folgenden Jahren gelang es den Wissenschaftlern, einen recht eindeutigen Bezug zwischen dem Verbreitungsgebiet einer Zecke, namentlich Ixodes dammini[2], und dem Auftreten der neuen Erkrankung herzustellen. Der Erreger – man vermutete einen Arbovirus – konnte jedoch trotz aufwendigen Suchens nicht gefunden werden. Erst ein Vergleich der Therapieresultate von zwei an der „Lyme-Arthritis“ erkrankten Patientengruppen, welche mit und ohne Penicillin behandelt worden waren, erhärtete den Verdacht auf eine bakterielle Genese (Satz 2010).

Gegen Ende September 1981 untersuchte der Auslandsschweizer Willy Burgdorfer im Auftrag der Rocky Mountain Laboratories in Hamilton (Montana, USA) Zecken, die sein Kollege Jorge Benach vom New York State Health Department in Stony Brook (New York, USA) auf Shelter Island (New York, USA) gesammelt hatte. Diese Binneninsel gehörte zwar zum Endemiegebiet der Lyme Disease, doch waren die beiden Forscher eigentlich einem Bakterium auf der Spur, das für das „Rocky Mountain Fleckfieber“ (*englisch:* Rocky Mountain spotted fever) verantwortlich gemacht wurde (Burgdorfer 1984). So war es wohl reiner Zufall, dass Burgdorfer während seiner Arbeit eine Spirochäte im Mitteldarm der Zecke von Shelter Island vorfand (Burgdorfer et al. 1982). Der Entdeckung Burgdorfers folgten zahlreiche Untersuchungen verschiedener Wissenschaftler diesseits und jenseits des Atlantiks. Letztendlich konnte die Spirochäte – auch wenn es Unterschiede zwischen den in Europa und in Amerika gefundenen Exemplaren gab – zweifelsfrei als Erreger der Lyme Disease und des Erythema migrans identifiziert werden. Für die Übertragung des Bakteriums auf den Menschen waren auf beiden Kontinenten Zecken verantwortlich: in Europa Ixodes ricinus und an der amerikanischen Ostküste vorwiegend Ixodes scapularis (Satz 2010).

Zu Ehren Burgdorfers wurde das Bakterium 1983 auf dem 1. Internationalen Lyme-Disease-Symposium in Yale, New Haven nach ihm benannt: Borrelia burgdorferi. 1985 setzte sich schließlich auf dem 2. Internationalen Kongress in Wien der Begriff

[2] Seit 1993 wird Ixodes dammini zur Art Ixodes scapularis gezählt. Bei Ixodes scapularis, dem „schwarzbeinigen Holzbock“, handelt es sich um einen der vier bekannten Hauptvektoren von Borrelia burgdorferi. Genanalytische Untersuchungen zu Anfang des 21. Jahrhunderts konnten bestätigen, dass zwei verschiedene nordamerikanische Ixodes-scapularis-Stämme existieren: ein nördlicher, recht homogener Stamm sowie ein südlicher, etwas heterogener Stamm. Die Separation von den gemeinsamen Vorfahren fand wahrscheinlich vor 18000 Jahren durch die nordamerikanische Vereisung statt. Für eine genauere Darstellung des evolutionsbiologischen Hintergrundes verweise ich auf Qiu (Qiu et al. 2002).

„Lyme-Borreliose“ durch (Satz 2010). Damit versuchte man nun alle klinischen Entitäten, welche sich durch eine Infektion mit Borrelia burgdorferi manifestieren konnten, unter einem Oberbegriff zusammenzufassen. Wie sich später herausstellen sollte, sind das Erythema migrans und die Gelenksentzündungen lediglich zwei Symptome eines äußerst komplexen und vielschichtigen Krankheitsbildes.

## 1.1 Der Erreger der Lyme-Borreliose: Borrelia burgdorferi

Bei Borrelia burgdorferi handelt es sich um ein gramnegatives, spiralförmiges Bakterium, was biologisch der Ordnung der Spirochäten (Spirochaetales) zuzurechnen ist. Die **Abbildung 1** verdeutlicht die recht enge Verwandtschaftsbeziehung zum Erreger der Syphilis, Treponema pallidum, sowie zum Erreger der Leptospirose, Leptospira interrogans. Schwere Verlaufsformen der Leptospirose werden auch unter dem etwas bekannteren Krankheitsbild des Morbus Weil zusammengefasst (Poeck und Hacke 2006, Herold 2009).

Durch genanalytische Untersuchungen können die Spirochäten der Gattung Borrelia von den übrigen Bakterien der Spirochäten-Familie abgegrenzt werden. Der Unterschied liegt im chromosomalen Genlocus für die 16S rRNA (Satz 2010). Benannt wurden die ca. 20 Spezies umfassenden Borrelien nach dem französischen Arzt und Mikrobiologen Amédée Borrel (1867-1936), der gegen Ende des 19. Jahrhunderts am Pasteur-Institut in Paris arbeitete und durch seine Seuchen- und Krebsforschung berühmt wurde (Burgdorfer 2001, Justies 2003, Larsson 2007, Satz 2010). Erreger der Lyme-Borreliose sind jedoch nur jene von Willy Burgdorfer 1981 entdeckten Borrelien, die wir heute als Borrelia burgdorferi sensu lato kennen. Diese Spezies wiederum kann nach dem aktuellen Stand der Wissenschaft in 16 weitere Subspezies (auch Genospezies genannt) unterteilt werden (Girard et al. 2011), von denen vier als sicher pathogen für den Menschen einzustufen sind (Kaiser et al. 2008, Nau et al. 2009, Kaiser und Fingerle 2009). Namentlich sind dies: Borrelia burgdorferi sensu stricto (nur in Nordamerika sowie West- und Osteuropa verbreitet), Borrelia afzelii (bislang nicht in Amerika vorgefunden), Borrelia garinii (kann wiederum in zwei Subtypen aufgeteilt werden, nämlich einen eurasischen und einen asiatischen Typ) und Borrelia spielmanii (bislang nur als Erreger des Erythema migrans aufgetaucht). Schon

| Ordnung | Familie | Gattung | Spezies | Krankheit |
|---|---|---|---|---|
| Spirochaetales | • Spirochaetaceae | • Spirochaeta | | |
| | | • Christispira | | |
| | | • Treponema | • T. pallidum | Lues |
| | | | • T. pertenue | Frambösie |
| | | | • T. carateum | Pinta |
| | | | • T. vincentii | Tonsilitis |
| | | • Borrelia | • B. hermsii | Rückfallfieber (M) |
| | | | • B. turicatae | " |
| | | | • B. parkeri | " |
| | | | • B. mazzottii | " |
| | | | • B. venezuelensis | " |
| | | | • B. duttoni | " |
| | | | • B. crocidurae | " |
| | | | • B. persica | " |
| | | | • B. hispanica | " |
| | | | • B. latyschewii | " |
| | | | • B. caucasia | " |
| | | | • B. recurrentis | " |
| | | | • B. burgdorferi | Lyme-Borreliose (M/T) |
| | | | • B. anserina | Borreliosen (T) |
| | | | • B. theileri | " |
| | | | • B. coriaceae | " |
| | • Leptospiraceae | • Leptospira | • L. interrogans | u. a. M. Weil (M/T) |
| | | | • L. biflexa | |

**Abbildung 1:** Klassifikation der Spirochäten und Einteilung von B. burgdorferi (M = beim Menschen, T = beim Tier), in: Satz 2010, Seite 13.

seit längerem stand wohl auch Borrelia bissettii im Verdacht, humanpathogenes Potential zu besitzen (Satz 2010). Ein eindeutiger Beweis wurde nie erbracht. Bei der Suche nach Borrelien-DNS mittels PCR im Blut von nordkalifornischen Einwohnern in den USA konnte kürzlich eine der Spirochäte Borrelia bissettii sehr ähnliche DNS nachgewiesen werden (Girard et al. 2011). Hier bleibt die Entwicklung abzuwarten. Von wirklicher Relevanz für den klinisch tätigen Arzt sind daher nur die obigen vier humanpathogenen Erreger. Diese unterscheiden sich in ihrer Organotropie, also ihrer bevorzugten Verteilung im menschlichen Organismus, sehr deutlich voneinander. So ist beispielsweise B. afzelii zwar nicht immer, aber doch meistens der ursächliche Erreger der chronischen Hauterkrankung Acrodermatitis chronica atrophicans (Huppertz et al. 1999, Satz 2010). B. garinii verursacht beim Menschen dagegen häufig eine Neuroborreliose (Huppertz et al. 1999, Nau et al. 2009). Die bevorzugten klinischen Manifestationsformen der einzelnen Subspezies sind immer wieder Gegenstand heftiger Diskussionen in der Borreliose-Forschung. Im Detail soll hierauf nicht weiter eingegangen werden.[3]

Wie alle Spirochäten besitzt auch Borrelia burgdorferi eine sehr charakteristische, korkenzieherartige Gestalt. Vor allem lichtmikroskopisch erscheinen die Bakterien als sehr flexible und äußerst bewegliche Fäden. Dabei schwankt ihre Länge beträchtlich (zwischen 5 und 30 µm) und der Durchmesser liegt gerade mal bei 0,22 bis 0,38 µm. Diese geringe Größe ermöglicht es ihnen auch, zahlreiche Bakterienfilter ungehindert zu passieren (Justies 2003). Um eine grundsätzlich Vorstellung von diesem einzelligen Organismus zu bekommen, sind drei Strukturen von entscheidender Bedeutung (**Abbildung 2**): die äußere Hüllmembran (*englisch:* outer envelope), der Protoplasmazylinder sowie 7-11 Endoflagellen (auch Achsialfibrillen genannt). Der Protoplasmazylinder ist von einer dreischichtigen inneren Membran umgeben und umschließt ein Chromosom sowie mehrere zirkuläre und lineare Plasmide, die den größten Teil des bakteriellen Genoms enthalten (Steere 2001, Satz 2010). Hier befinden sich auch die Ribosomen zur Proteinsynthese. Im sogenannten periplasmatischen Raum zwischen der äußeren und der mittleren Schicht der trilaminären Membran liegen die Endoflagellen (Hauptbestandteil dieser ist ein 41 kDa großes Protein namens Flagellin), welche sich um den Zylinder winden und an beiden Polen des Erregers inserieren. Durch die Kontraktion der Flagellenenden wird B. burgdorferi eine außerordentlich gute Eigenbeweglichkeit und schnelle Fortbewegung ermöglicht. Die äußere Membran schließlich beherbergt eine stattliche Anzahl von Oberflächenproteinen (*englisch:* outer surface proteins) und Antigenen, welche zum Teil stark immunogene Eigenschaften aufweisen (Cullen et al. 2004). In der vorliegenden Arbeit wurden zwei

[3] Gegen Ende des letzten Jahrtausends wurden den einzelnen Subspezies von Borrelia burgdorferi ganz klar definierte Krankheitsbilder zugeschrieben. So galt B. afzelii beispielsweise als einziger Erreger der Acrodermatitis chronica atrophicans – eine These, die sich auch mit dem Verbreitungsgebiet des Bakteriums gut untermauern ließ, denn in Nordamerika, wo B. afzelii nicht vorkommt, war auch diese klinische Manifestationsform unbekannt. Durch die Entwicklung sensitiverer, genanalytischer Methoden änderte sich jedoch die Forschungsmeinung und diese eng definierten Grenzen wurden geöffnet. Zwar scheinen bestimmte Subspezies das Auftreten mancher Manifestationsformen deutlich zu begünstigen, doch spielen hier wohl auch der Erregerstamm und das Immunsystem des Wirts eine entscheidende Rolle. Satz fasst die Erkenntnisse dieser letzten Jahre sehr übersichtlich zusammen. Für eine ausführlichere Auseinandersetzung mit dem Thema verweise ich daher auf seine Arbeit (Satz 2010).

Lipoproteine der äußeren Hüllmembran, namentlich OspC (outer surface protein C) und VlsE (variable major protein-like sequence, expressed) auf ihre proinflammatorischen Eigenschaften in vitro und in vivo überprüft.[4]

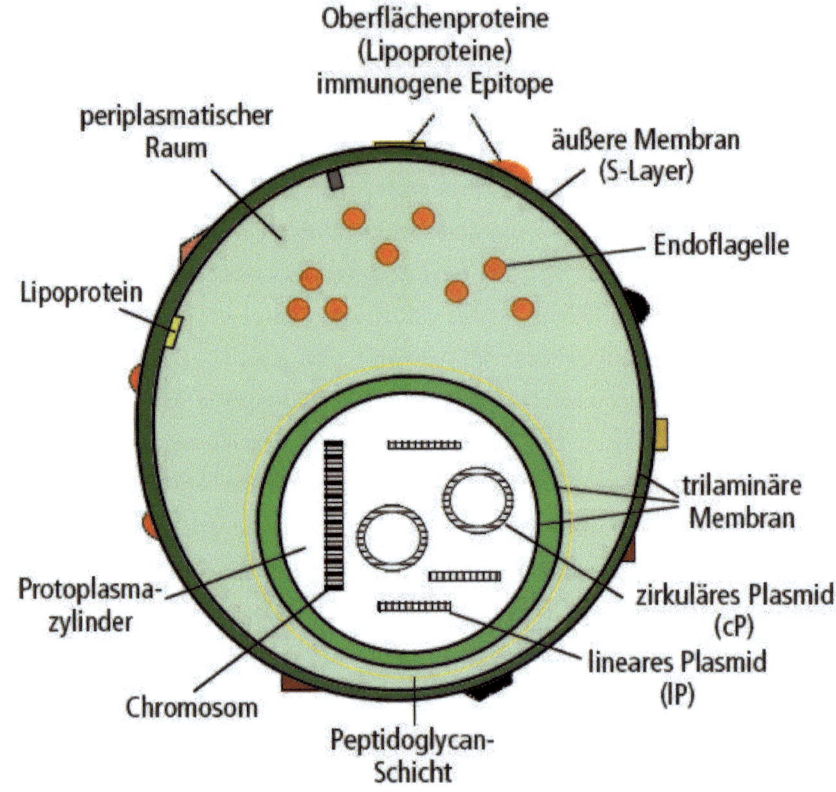


**Abbildung 2:** Schematischer Querschnitt von Borrelia burgdorferi, in: Satz 2010, Seite 15.

## 1.2 Die Oberflächenproteine OspC und VlsE

Borrelia burgdorferi ist außerhalb eines Wirtes nur bedingt überlebensfähig. Meist wechselt es unter nicht optimalen Umgebungs- und Nahrungsbedingungen in eine Zystenform, um Energie zu sparen und diese potentiell gefährlichen Situationen „auszusit-

[4] Für eine genaue Darlegung des Versuchsaufbaus verweise ich auf das Kapitel 2.

zen". Der zoonotische Kreislauf des Bakteriums sieht eigentlich ein Leben innerhalb eines Wirtes – namentlich innerhalb kleinerer Säugetiere wie Mäuse oder Kaninchen – vor. Aus diesem Grund hat Borrelia burgdorferi im Laufe der Evolution viele verschiedene Strategien entwickelt, sich im Wirt vor dem Zugriff des Immunsystems zu schützen (Justies 2003, Satz 2010). Eine bei vielen Bakterien – und so auch bei Borrelia burgdorferi – beliebte Methode liegt dabei in der Wandlung der Antigenität (siehe hierzu insbesondere den Abschnitt über VlsE): Durch eine Veränderung seiner Oberflächenstruktur versucht es, das Immunsystem zu „narren" und der Entdeckung zu entgehen. Neuere Forschungsergebnisse konnten zeigen, dass viele verschiedene Faktoren das Expressionsmuster der Bakterienoberfläche beeinflussen. So ist zum Beispiel die Temperatur- und pH-Änderung bei der Übertragung von der Zecke auf einen warmblütigen Wirt ganz entscheidend für die Auf- und Abregulation zahlreicher Gene (Kaiser und Fingerle 2009, Satz 2010).

Im Folgenden soll etwas genauer auf die beiden in dieser Arbeit untersuchten Oberflächenproteine VlsE und OspC eingegangen werden. Beide scheinen nach gängiger Forschungsmeinung eine wesentliche Rolle bei der Etablierung und Aufrechterhaltung einer Infektion zu spielen (Steere et al. 2001, Cullen et al. 2004).

***OspC:*** Das 22 kDa große und heute unter dem Namen OspC bekannte Oberflächenprotein wurde erstmals 1986 beschrieben (Wilske et al. 1986). Seine Fähigkeit, bereits in der Frühphase einer Infektion bei vielen Patienten eine starke Antikörper-Produktion zu stimulieren, machte es schnell zum Ziel molekulargenetischer Untersuchungen (Fuchs et al. 1992). OspC ist ein für Borrelia burgdorferi sensu lato sehr charakteristisches Oberflächenprotein (Steere et al. 2004). Es existieren jedoch – wie ebenfalls sehr schnell erkannt wurde (Wilske et al. 1993) – deutliche Unterschiede in der Aminosäurensequenz zwischen den einzelnen Subspezies (Wilske et al. 2007). Alle Bakterien der Borrelia-burgdorferi-sensu-lato-Gruppe exprimieren zwar OspC, jedoch besteht das Protein aus nichtvariablen und hochvariablen Anteilen. Erstere sind bei allen Subspezies identisch. Die hochvariablen Anteile dagegen erscheinen äußerst vielfältig und grenzen die einzelnen Phänotypen voneinander ab (Satz 2010).

Die Hauptaufgabe aller Oberflächenproteine besteht darin, Borrelia burgdorferi vor dem Immunsystem des Wirts zu schützen (Xu et al. 2008). OspC wird insbesondere während der Übertragung von der Zecke auf den Wirt und in der Frühphase einer Infektion (in den ersten 48 Stunden) verstärkt exprimiert (Grimm et al. 2004, Tilly et al. 2006, Stewart et al. 2006, Rupprecht et al. 2008). Die Forschungsergebnisse der letzten Jahre konnten recht eindrucksvoll zeigen, dass eine Streuung des Erregers von der Haut in andere Organe ohne OspC deutlich erschwert wird und das Immunsystem jene Bakterien, welche OspC fehlerhaft oder unzureichend synthetisieren, rasch phagozytiert und abtötet (Tilly et al. 2007).

***VlsE:*** Ähnlich dem OspC besteht auch das 35 kDa große VlsE aus invariablen und variablen Regionen. Die invariablen Regionen befinden sich im Kern des Lipoproteins, vollständig umgeben und geschützt von den variablen Regionen. Zusätzlich enthält das Protein noch eine Ankerdomäne, welche – ebenfalls vollständig geschützt – in der Bakterienmembran von Borrelia burgdorferi liegt. Frei zugänglich für das Immunsystem sind daher nur die äußeren, variablen Regionen – sie bilden die eigentliche Interaktionsstelle zwischen dem Protein und der Immunabwehr des Wirts (Eicken et al. 2002, McDowell et al. 2002). Die gesamte VlsE-DNA liegt auf dem linearen Plasmid lp28-1 und ist auf insgesamt 15 – 20 Kassetten, den variable major protein-like sequences (vls), verteilt (Couette et al. 2009). Eine einzelne Kassette enthält 12 Genregionen, sechs variable und sechs invariable. Zur Proteinexpression werden nun die sechs invariablen Regionen ($IR_1$ bis $IR_6$) einer jeden Kassette mit sechs zufällig gewählten variablen Regionen ($VR_1$ bis $VR_6$) kombiniert. Somit sind der Zusammensetzung der äußeren, variablen Proteinoberfläche kaum Grenzen gesetzt (Satz 2010).

Worin liegt jedoch die Besonderheit des VlsE? Die Vielfalt der Proteinoberfläche, welche letzten Endes eine Erkennung durch das Immunsystem erschwert, beruht auf dem Prinzip der Antigenvariation. Dieser Mechanismus, auch „Wandlung der Antigenität“ genannt, hat dem VlsE unter anderem die Bezeichnung „Lockvogel-Protein“ eingebracht (Satz 2010). Die heutige Forschung scheint sich einig zu sein, dass die Hauptaufgabe des VlsE darin besteht, durch häufigen DNA-Kassetten-Wechsel die Proteinoberfläche zu verändern und das Bakterium vor der Entdeckung durch das Immunsystem zu schützen (Zhang et al. 1997, Zhang und Norris 1998 a,

Zhang und Norris 1998 b, Lawrenz et al. 2004, Bankhead und Chaconas 2007). Diese „Rekombination“ der VlsE-Oberfläche kann laut Zhang und Norris in etwa alle vier Tage stattfinden (Zhang und Norris 1998 a). Vom Immunsystem in dieser Zeit neu gebildete Antikörper gegen die „alte“ Proteinoberfläche sind somit nach einem „Kassettenwechsel“ wirkungslos. Bis das Immunsystem nun erneut reagiert hat und seine Antikörperproduktion umstellen konnte, erfolgt ein zweiter „Kassettenwechsel“. Nach diesem Prinzip „läuft“ das Immunsystem der Proteinexpression „hinterher“ und wird „genarrt“. Vom Körper eingeleitete Abwehrmaßnahmen sind daher nutzlos. Der Mechanismus der Antigenvariation ist in der Natur bei einigen Bakterien, Viren, Pilzen und Parasiten weit verbreitet. Er ermöglicht diesen Organismen, im Wirtskörper über längere Zeiträume zu überleben und so Langzeit- bzw. Reinfektionen zu verursachen (Couette et al. 2009).

Wie genau nun diese Veränderungen der VlsE-Oberfläche auch andere stark immunogene Oberflächenproteine von Borrelia burgdorferi, wie zum Beispiel das OspC, vor der Entdeckung durch das Immunsystem des Wirts schützen, ist derzeit Gegenstand intensiver Forschung. Die Annahme, VlsE könne andere Oberflächenproteine „überdecken“ und diese somit vor dem direkten Kontakt mit den Immunzellen schützen – ein Verfahren, das sich in der Natur bestimmte einzellige Parasiten zu Nutze machen – muss jedoch den Erkenntnissen einer kanadischen Forschergruppe zu Folge stark angezweifelt werden (Bankhead und Chaconas 2007). Diese Problematik soll aber auch nicht Thema dieser Arbeit sein. Dafür verweise ich auf die aktuelle Forschungsliteratur.

In den letzten Jahren sind sowohl das gesamte VlsE-Genprodukt als auch die äußerst immundominante invariable Region $IR_6$ (oft als C6-Peptid bezeichnet) in den Fokus der serodiagnostischen Testverfahren gerückt. Von mehreren Forschergruppen konnte gezeigt werden, dass Borrelien-ELISAs durch den Zusatz von VlsE oder C6 deutlich an Sensitivität gewinnen (Bacon et al. 2003, Goettner et al. 2005, Wilske et al. 2007, Marangoni et al. 2008). Nach den aktuellen Leitlinien der Deutschen Gesellschaft für Neurologie (DGN) wird zur Serodiagnostik der Neuroborreliose ein zweistufiges Testverfahren empfohlen. Dies beinhaltet im ersten Schritt einen Suchtest (ELISA) und im zweiten Schritt – falls dieser „Such-ELISA“ positiv ausfallen sollte oder sein

Ergebnis zweifelhaft ist – einen Bestätigungstest (Western Blot) (Kaiser et al. 2008, Nau et al. 2009, Kaiser und Fingerle 2009). Hier sei angemerkt, dass sich zur Standardisierung und zur besseren Vergleichbarkeit die Arbeit mit rekombinanten Borrelienproteinen bewährt hat (Wilske et al. 2007).

## 1.3 Klinische Aspekte

Die klinischen Manifestationsformen der Lyme-Borreliose sind vielfältig, komplex und für eine große Anzahl medizinischer Fachdisziplinen relevant. Vor allem in den Spätstadien der Erkrankung (Stadium III) ist oftmals eine fächerübergreifende, interdisziplinäre Zusammenarbeit nötig, um neurologische, dermatologische, kardiovaskuläre oder rheumatologische Komplikationen abzuwenden und den Patienten adäquat zu behandeln. Im Folgenden möchte ich auf die gängigsten klinischen Symptome, deren Diagnostik und Therapie sowie auf einige grundsätzliche Aspekte der Lyme-Borreliose eingehen. Zentrales Thema dieser Arbeit sind jedoch die durch Lipoproteine von Borrelia burgdorferi hervorgerufenen Reaktionen im zentralen Nervensystem (ZNS). Aus diesem Grund folgt in Kapitel 4.1 eine etwas intensivere Auseinandersetzung mit dem Krankheitsbild der Neuroborreliose.

***Epidemiologie:*** Die Lyme-Borreliose lässt sich epidemiologisch schwer erfassen. Einerseits gibt es nur in wenigen Ländern (Schottland, Slowenien) eine zentrale Meldepflicht und andererseits verlaufen viele Krankheitsfälle asymptomatisch oder heilen gar spontan aus (Nau et al. 2009). Und auch wenn der Krankheitserreger vorwiegend in den gemäßigten Breiten der nördlichen Hemisphäre heimisch ist (Kaiser et al. 2008), so wurden doch bereits Fälle aus allen fünf bewohnten Kontinenten berichtet (Satz 2010). Die Lyme-Borreliose ist damit die häufigste durch Zecken übertragene Infektionskrankheit in der westlichen Welt. Orientiert man sich an wissenschaftlichen Studien, so liegt die geschätzte Neuerkrankungsrate in Europa bei 100 bis 130 Fällen pro 100 000 Einwohner pro Jahr (Huppertz et al. 1999, Nau et al. 2009, Satz 2010). Zum Vergleich: In Lyme, Connecticut, liegt sie bei ungefähr 80 bis 100 Fällen pro 100 000 Einwohner pro Jahr (Hengge et al. 2003, Satz 2010). Es bleibt jedoch unbedingt festzuhalten, dass diese Zahlen deutlichen regionalen und lokalen Schwankungen unterliegen. Außerdem spielen die globale Klimaerwärmung und saisonale Wetterverhältnisse eine entscheidende Rolle bei der Verbreitung der Krankheit (Satz 2010).

***Übertragung und Infektion:*** Die Übertragung der Lyme-Borreliose auf den Menschen erfolgt fast immer während der Blutmahlzeit über den Speichel einer mit Borrelia burgdorferi infizierten Zecke (Pal et al. 2004, Munderloh und Kurtti 2005). Andere Übertragungswege, wie zum Beispiel von Mensch zu Mensch bei der erregerverwandten Syphilis oder über Bluttransfusionen, sind nicht bekannt. Jahrelang standen zwar auch diverse Stechmückenarten als potentielle Vektoren im Zentrum der Aufmerksamkeit, doch konnten diese Theorien bis heute nicht bewiesen werden. Als Vektortiere bleiben somit nur die Zecken (Justies 2003, Kaiser und Fingerle 2009, Satz 2010,). Davon sind nach heutigem Stand der Wissenschaft sieben verschiedene Arten in unterschiedlichem Ausmaß an der Verbreitung des Erregers beteiligt: in Europa vor allem Ixodes ricinus (Holzbock) und in Amerika die beiden Arten Ixodes pacificus (Westküste) sowie Ixodes scapularis (Ostküste).

***Symptome:*** „Die Lyme-Borreliose ist eine Multiorganerkrankung“ (Satz 2010). Diese Aussage sollte man vielleicht vor allen anderen verinnerlichen. Im Prinzip kann die Erkrankung nämlich alle Organe des Körpers betreffen und zahlreiche spezifische sowie unspezifische Symptome hervorrufen. Dies erschwert einerseits die Diagnostik und lässt andererseits auch keine einheitliche Klassifikation des Krankheitsverlaufes zu. 1986 wurde von amerikanischen Forschern erstmals eine Einteilung der „Lyme-Disease“ in drei Krankheitsstadien (Stadium I, II und III) vorgeschlagen (Steere et al. 1986). Drei Jahre später, 1989, wurde schließlich eine etwas modifizierte Version dieser Einteilung veröffentlich, die in ihren Grundzügen auch noch heute Gültigkeit besitzt (Steere 1989, Steere 2001, Steere et al. 2004, Wormser et al. 2006). Grundsätzlich wird bei der Lyme-Borreliose zwischen einem lokalen und generalisierten Organbefall sowie zwischen einem frühen und späten Krankheitsstadium unterschieden. Wichtig ist dabei allerdings, dass die drei Krankheitsstadien keinem festen Schema folgen und im klinischen Verlauf jedes Stadium übersprungen werden kann. Beispielsweise kann der schleichende Ausbruch einer chronischen Neuroborreliose (Stadium III) viele Jahre nach dem Zeckenstich das erste Symptom der Krankheit sein (Justies 2003, Poeck und Hacke 2006, Nau et al. 2009). Es ist nicht vorhersehbar, welcher Patient welche

Manifestationsformen entwickelt. Unter anderem scheinen hier das Patientenalter (Kind oder Erwachsener?) und die infizierenden Borrelien-Spezies eine große Rolle zu spielen (Christen und Eiffert 2003, Satz 2010).

*Stadium I:* Die „klassische“ und auch mit Abstand häufigste Manifestationsform der Lyme-Borreliose ist dem Stadium I zuzurechnen und in Europa schon seit Anfang des letzten Jahrhunderts bekannt. Beschrieben wurde die so genannte „Wanderröte“ nämlich erstmals von dem schwedischen Arzt Arvid Afzelius im Jahre 1909 (Justies 2003, Satz 2010). Schon damals wurde der Begriff Erythema chronicum migrans (heute einfach als Erythema migrans bezeichnet) geprägt und die Krankheit mit Zecken in Verbindung gebracht. Die Brücke zur Lyme-Disease in Connecticut hat jedoch erst 75 Jahre später Willy Burgdorfer gebaut (Burgdorfer 1984).

Das Stadium I tritt wenige Tage bis mehrere Wochen nach dem Zeckenstich auf und wird auch als „Stadium der Erstmanifestation“, „Frühstadium“ oder „lokalisiertes Stadium“ bezeichnet. Es umfasst im Wesentlichen das sich kreisförmig ausbreitende Erythema migrans um die Einstichstelle herum. Weitere Symptome des ersten Stadiums sind ein allgemeines Krankheitsgefühl, Leistungsschwäche, Müdigkeit, Kopf- und/oder Muskelschmerzen, leichtes Fieber sowie Lymphknoten-, Milz- und Lebervergrößerungen (Poeck und Hacke 2006). Zusätzlich wird auch das Borrelien-Lymphozytom den Stadien I und II zugeordnet (Satz 2010). Es sei nochmals betont, dass die soeben aufgelisteten Symptome sowohl stärker als auch schwächer, sowohl ohne als auch mit begleitendem Erythema migrans auftreten können. Manche Patienten bleiben auch völlig beschwerdefrei und berichten lediglich von einer leichten Müdigkeit. Hier ist jedwede Kombination von Symptomen denkbar. Ein wirklich spezifisches und eindeutiges Zeichen für eine beginnende Lyme-Borreliose ist nur das Erythema migrans, welches in der Regel nach vier Wochen ohne therapeutische Intervention verblasst (Nau et al. 2009).

*Stadium II:* Das zweite Stadium ist durch die Dissemination, also die Streuung des Erregers in den gesamten Körper, gekennzeichnet. Deshalb wird es auch als „Stadium der Dissemination“ oder „generalisiertes Stadium“ bezeichnet. Eine zeitliche Einteilung fällt hier schwer und wird in der Literatur auch mitunter widersprüchlich angewandt. Als groben Richtwert können die Symptome wenige Wochen bis zu einem halben Jahr (Symptomdauer < 6 Monate) nach der Infektion auftreten. Prinzipiell – und das ist charakteristisch am zweiten Stadium – können nun alle Organe betroffen sein (Satz 2010). Zu den häufigsten und mitunter schwerwiegendsten Komplikationen gehört die Meningoradikuloneuritis (Garin-Bujadoux-Bannwarth-Syndrom), welche in Hirnnervenausfällen (vor allem der Nervus facialis und der Nervus abducens sind betroffen) und Lähmungen von Extremitäten gipfeln kann (Poeck und Hacke 2006). Aber auch Entzündungen von Gelenken, Sehnen und Muskeln sowie die in Europa relativ seltene Lyme-Karditis (Huppertz et al. 1999) können zu ausgeprägten Krankheitsbildern und massiven Beschwerden führen (Nau et al. 2009). Unbehandelt können die Symptome sehr lange Zeit persistieren, bis die Krankheit schließlich in das chronische Stadium III übertritt.

Stadium III: Auch das letzte klinische Stadium der Lyme-Borreliose, das „Stadium der Chronizität“, lässt sich zeitlich nur schwierig in den Krankheitsverlauf einordnen. Meist vergehen mehrere Jahre, bis die Diagnose gestellt werden kann. Im Allgemeinen spricht man bei einer Symptomdauer von mehr als 6 Monaten von einer chronischen Lyme-Borreliose im Stadium III (Kaiser et al. 2008, Nau et al. 2009). Es können nun schwere, dauerhafte Organschäden auftreten, die in den meisten Fällen nicht mehr selbstlimitierend sind und ohne adäquate Behandlung unaufhaltsam voranschreiten. Man spricht auch von einer Lyme-Borreliose im Stadium III, wenn die Infektion in einem geschädigten Organ bereits abgeklungen ist, der Patient jedoch weiterhin über Beschwerden klagt. Diese lassen sich dann hauptsächlich auf immunologische Prozesse zurückführen, welche oftmals mit Immunsuppressiva und/oder Kortikosteroiden behandelt werden müssen. Schwere, chronische Verläufe der borrelieninduzierten Arthritis lassen sich beispielsweise mit Methotrexat behandeln (Satz 2010). Auf einige allgemeine Behandlungsgrundsätze wird am Ende des Kapitels noch etwas genauer eingegangen.

Eine klassische Manifestationsform[5] des III. Stadiums – neben den bereits erwähnten Arthritiden – stellt die Acrodermatitis chronica atrophicans dar. Dieses Krankheitsbild

[5] Das klassische Symptom der zuvor erwähnten „Lyme-Disease“ in Connecticut waren Gelenksentzündungen bei Kindern und Erwachsenen.

ist geprägt von entzündlichen, pergamentpapierähnlichen Hautläsionen, die sich bevorzugt an der Streckseite der Extremitäten entwickeln. Es können aber auch andere Körperregionen wie Gesicht oder Stamm betroffen sein (Nau et al. 2009). Weitere Komplikationen des „Spätstadiums" sind chronisch progrediente Entzündungen des zentralen Nervensystems (Enzephalitiden, Enzephalomyelitiden und Meningoenzephalitiden), Kardiomyopathien, periphere Polyneuropathien sowie Vaskulitiden. Die Gefäßentzündungen ähneln der erregerverwandten Syphilis und können ebenso wie diese schwere neurologische Komplikationen (z. B. Schlaganfälle) hervorrufen (Miklossy et al. 1990, Poeck und Hacke 2006).

***Diagnostik:*** Die Diagnose einer Lyme-Borreliose muss nach heutiger Forschungsmeinung hauptsächlich klinisch gestellt werden. Anamnese, Symptomatik und körperliche Untersuchungsbefunde sind dafür entscheidend (Hengge et al. 2003, Christen und Eiffert 2003, Nau et al. 2009). Die kulturelle Anzucht von Borrelia burgdorferi aus Körperflüssigkeiten gestaltet sich meist als sehr schwierig. Nur unter optimalen Umgebungs- und Nahrungsbedingungen sind Erfolge zu verzeichnen. Diese Schwierigkeiten liegen darin begründet, dass das Bakterium eigentlich an ein Leben in einem Wirtsorganismus gewöhnt ist. Es reagiert daher sehr schnell und empfindlich auf schlechte äußere Bedingungen (Justies 2003). Meistens wird daher schon bei Verdacht auf eine Infektion mit Borrelien ein spezifischer Antikörpernachweis im Serum des Patienten eingefordert. Die serologischen Befunde sind jedoch stets sehr kritisch zu betrachten und müssen unbedingt unter Berücksichtigung der Beschwerden des jeweiligen Patienten interpretiert werden. In den letzten Jahren wurden von zahlreichen Autoren sogenannte Falldefinitionen oder Fallkriterien entwickelt, die dem behandelnden Arzt die oftmals komplizierte Diagnosestellung erleichtern sollen (Steere 2001, Christen und Eiffert 2003, Nau et al. 2009). Grundsätzlich kann man sagen, dass der Antikörpernachweis erst ab Stadium II und bei spezifischen körperlichen Beschwerden an Bedeutung gewinnt: Wird beispielsweise bei der Erstuntersuchung eines Patienten ein Erythema migrans entdeckt, so ist eine weitere serologische Diagnostik nicht mehr notwendig – in jedem Fall muss nun antibiotisch therapiert werden (Nau et al. 2009, Satz 2010). Auf der anderen Seite ist die Antikörperprävalenz in der Bevölkerung oftmals sehr hoch (besonders in Endemiegebieten) und auch noch Jahre nach einer durchgemachten Infektion können die Antikörpertiter erhöht bleiben (Kalish et al. 2001 a). Somit beweist eine alleinige Erhöhung der Antikörpertiter keine aktive Borrelieninfektion.

Bei der Diagnosefindung müssen zahlreiche Faktoren berücksichtigt werden. Die oben gemachten Erläuterungen zur Diagnostik umreißen die Problematik nur grob – weitere Ausführungen würden den Rahmen dieser Arbeit sprengen und stehen in zahlreichen Publikationen zur Diskussion (Wormser et al. 2006, Kaiser et al. 2008, Nau et al. 2009, Satz 2010). Vielleicht sollte an dieser Stelle nochmals erwähnt werden, dass die klassischen klinischen Befunde und Untersuchungen der erste und wichtigste Schritt zur Diagnosefindung sind. Diese gilt es sorgfältig und gewissenhaft in erster Instanz anzuwenden, um eine Überdiagnostizierung und Übertherapie des Patienten zu vermeiden (Qureshi et al. 2002, Grabe et al. 2008).

***Therapie und Prognose:*** Eine antibiotische Behandlung der Lyme-Borreliose sollte grundsätzlich in jedem Krankheitsstadium durchgeführt werden (Poeck und Hacke 2006). Eine große Anzahl klinischer Studien aus dem In- und Ausland konnte zeigen, dass eine adäquate und frühzeitige Antibiose den Heilungsprozess beschleunigt, Komplikationen verhindert und die Wahrscheinlichkeit für die Entwicklung chronischer Prozesse (Lyme Arthritis, Acrodermatitis chronica atrophicans) entscheidend verringert (Kalish et al. 2001 b, Kaiser 2004, Dinser et al. 2005, Feder et al. 2007). Selbst wenn gar keine akute Infektion mehr besteht, profitiert der Patient – sofern er zuvor noch nicht ausreichend antibiotisch therapiert wurde – unter Umständen von einer einmaligen Antibiotikagabe, da der Erreger in chronisch erkrankten Organen oder in sogenannten „Gewebsnischen" (Sehnen, Bindegewebe, Konjunktiven) jahrelang überleben kann und so eine weitere Streuung in den Körper vermieden wird (Satz 2010). Es existieren zahlreiche Therapieschemata (Wahl des Antibiotikums, Applikationsart, Applikationsdauer), die sich am Alter des Patienten, an den Symptomen und am Krankheitsstadium orientieren (Nau et al. 2009). Eine gute Übersicht hierzu liefern amerikanische und deutsche Leitlinien (Wormser et al. 2006, Kaiser et al. 2008). Eigentlich hat sich in allen Stadien die Therapie mit Tetrazyklinen (beispielsweise 2-mal 100 mg/Tag Doxycyclin) und Cephalosporinen der 3. Generation (beispielsweise Ceftriaxon 1-mal 2 g/Tag intravenös) bewährt. Eine Penicillin-Therapie ist prinzipiell auch erfolgversprechend. Die Dauer der Therapie ist unterschiedlich (beim Erythema migrans 14 Tage, bei der chronischen Neuroborreliose dagegen bis 28 Tage). Eine Therapie über 28 Tage hinaus ist jedoch kontraindiziert und birgt erfahrungsgemäß hohe Risiken an unerwünschten Nebenwirkungen (Nau et al 2009).

Die Prognose einer Lyme-Borreliose ist gut. Eine spontane Ausheilung ist prinzipiell möglich. Eine frühzeitige antibiotische Behandlung ist bei entsprechenden Symptomen jedoch unverzichtbar, um das Risiko für Spätschäden zu reduzieren (Kalish et al. 2001 b, Nau et al. 2009).

***Anmerkung zur Stadieneinteilung:*** Heutzutage wird in den meisten Lehrbüchern (Poeck und Hacke 2006) und Aufsätzen (Kaiser 2004, Kaiser und Fingerle 2009, Nau et al. 2009) die obige Unterteilung der Lyme-Borreliose in drei Krankheitsstadien verwendet. Dabei erfolgt der Übergang vom Stadium II in das Stadium III relativ willkürlich bei einer Krankheitsdauer von über bzw. unter 6 Monaten. Oftmals ist dies für den klinischen Alltag jedoch nicht sonderlich praktikabel. Einerseits durchlaufen nämlich nur wenige Patienten die Krankheit in dieser festen Reihenfolge und andererseits kann ein klarer Infektionszeitpunkt (der Zeckenstich) oftmals nicht mehr herausgearbeitet werden. Diese Problematik ist den Forschern durchaus bewusst, doch gibt es derzeit wohl keine bessere Alternative (Kaiser et al. 2008, Nau et al. 2009, Kaiser und Fingerle 2009). Im Gegensatz zu den Empfehlungen der Deutschen Gesellschaft für Neurologie (DGN) (Kaiser et al. 2008) schlägt Satz in seiner 2010 erschienenen Publikation daher ein neues Kriterium zur Unterscheidung der Stadien II und III vor: Für ihn ist das dritte Stadium der Lyme-Borreliose durch dauerhafte Organschäden definiert, welche keine Restitutio ad integrum mehr zulassen. Der zeitliche Verlauf spielt hierbei keine Rolle. Entscheidend ist, dass die durch die Krankheit verursachten Schäden persistieren und eine Heilung des betroffenen Gewebes nicht mehr zu erwarten ist (Satz 2010). Ob diese Unterteilung weiteren Zuspruch in der Borreliose-Forschung finden wird, bleibt abzuwarten.

## 1.4 Ziele der Arbeit und offene Fragen

Diese Arbeit verfolgt das Ziel, Immunreaktionen im zentralen Nervensystem bei Stimulation mit den Oberflächenproteinen OspC und VlsE von Borrelia burgdorferi zu erforschen. Dazu wurden einerseits Zellkulturexperimente mit primären Mikrogliazellen der Maus durchgeführt. Hier wurden die immunstimulatorischen Eigenschaften der Proteine untersucht. Der zweite große Versuchsblock umfasste hingegen ein mehrere Wochen dauerndes Tierexperiment, bei dem die Borrelienbestandteile kontinuierlich direkt in den Ventrikelraum der Mäuse appliziert wurden. Das Kapitel 2 befasst sich umfassend mit diesen beiden Versuchen. Zuvor sollen jedoch einige grundsätzliche Fragen Beachtung finden:

- Welche Reaktionen können von den Zellkulturen in vitro beobachtet werden? Löst die Zugabe der Borrelienbestandteile eine Entzündungsreaktion aus?
- Wie reagieren die Versuchstiere in vivo? Beeinträchtigt die Applikation des Borrelien-Proteins ihre motorische oder neuropsychologische Leistungsfähigkeit? Können in den histologischen Gehirnschnitten der Mäuse Auffälligkeiten oder gar entzündliche Prozesse beobachtet werden?
- Kann sowohl in vitro als auch in vivo eine Zellschädigung beobachtet werden? Wenn ja, gibt es – insbesondere in vivo – Hinweise, wodurch diese Schädigung verursacht wird (durch das eigene Immunsystem, durch direkten Kontakt mit den fremden Proteinen, etc.)?
- Decken sich die Beobachtungen mit den Erkenntnissen der aktuellen Borreliose-Forschung?

Diese Arbeit hat das Ziel, eine Antwort auf diese Fragen zu finden und vielleicht einen kleinen Beitrag zur Erforschung der Neuroborreliose zu leisten.

# 2 MATERIAL UND METHODEN

Für diese Arbeit wurden eine Vielzahl unterschiedlicher Materialien und Methoden verwendet. Im vorliegenden Kapitel soll etwas genauer auf die Herkunft der verwendeten Erregerbestandteile (Kapitel 2.1 und 2.2), auf den Versuchsaufbau in vitro (Kapitel 2.3) und in vivo (Kapitel 2.4) sowie auf die statistischen Methoden (Kapitel 2.5) eingegangen werden. Es gibt immer wieder Überschneidungen zwischen den in-vitro- und in-vivo-Versuchen (wie zum Beispiel bei der Messung von Entzündungsparametern), jedoch wird aus Gründen der Übersichtlichkeit versucht, eine strikte Trennung zwischen diesen beiden großen Versuchsreihen einzuhalten.

Die beiden Hauptabschnitte dieses Kapitels beschäftigen sich mit dem Aufbau der Versuche. Es wird zuerst auf die in-vitro-Versuche mit primären Mikrogliazellen von C57BL/6-Mäusen eingegangen. Die kultivierten Zellen wurden mit den Erregerbestandteilen OspC und VlsE in Kontakt gebracht und die Immunreaktion anhand diverser Parameter (Freisetzung von NO, TNF-α, IL-6 usw.) gemessen. Der zweite Abschnitt beschäftigt sich mit dem OspC-in-vivo-Versuch, welcher sich insgesamt über einen Zeitraum von zwei Monaten erstreckte. Hier wurde 20 lebenden Mäusen über ein spezielles Pumpensystem 28 Tage lang entweder OspC oder eine Pufferlösung intraventrikulär infundiert und daraufhin die motorische sowie neuropsychologische Leistungsfähigkeit der Tiere anhand dreier Testverfahren (Seiltest, Rotarod, Morris-Wasserlabyrinth) überprüft.

Die in-vitro-Experimente mit OspC wurden im Mai 2008 in den psychiatrischen und neuropathologischen Laboren der Universitätsmedizin Göttingen durchgeführt. Die Tierversuche fanden ein Jahr später in der Zentralen Tierexperimentellen Einrichtung (ZTE) des Universitätsklinikums Göttingen statt. Im Anschluss folgten zwischen August 2009 und Oktober 2010 die in-vitro-Experimente mit VlsE.

## 2.1 Herkunft und Synthese von OspC

Sowohl in den in-vitro- als auch in den in-vivo-Experimenten wurde ein rekombinant hergestelltes Oberflächenprotein C (rOspC) vom Borrelia-garinii-Stamm 20047 verwendet. Bei Borrelia garinii handelt es sich um eine der vier humanpathogenen Subspezies von Borrelia burgdorferi sensu lato. Entgegen älterer Literatur – welche nur Borrelia burgdorferi sensu stricto, Borrelia afzelii und Borrelia garinii als humanpathogen klassifizierte – wird Borrelia spielmanii mittlerweile von vielen Autoren als Auslöser eines Erythema migrans beim Menschen beschrieben (Wilske et al. 2007, Rupprecht et al. 2008, Nau et al. 2009, Kaiser und Fingerle 2009, Satz 2010). Demzufolge kann die Gefahr, welche von diesem Erreger ausgeht, kaum noch angezweifelt werden. Wie bereits im vorherigen Kapitel geschildert, muss neuerdings auch eine Humanpathogenität von Borrelia bissettii in Betracht gezogen werden (Girard et al. 2011), was das humanpathogene Spektrum auf insgesamt fünf Subspezies erweitern würde (Satz 2010).

Die Proteinsynthese und Aufreinigung erfolgte im Nationalen Referenzzentrum für Borrelien unter der Leitung von Volker Fingerle.[6] Rekombinant hergestellte Proteine werden dort für serodiagnostische Zwecke eingesetzt. Das in diesem Experiment verwendete OspC durchlief einen komplexen Herstellungsprozess[7], der im Folgenden stark gekürzt dargestellt wird: Die Proteinsynthese erfolgte in transformierten E. coli XL1-Blue. Die Transkription und anschließende Translation des geklonten OspC-Gens wurde hierbei durch Isopropyl-β-D-thiogalactopyranosid (IPTG) induziert. Nach 18 Stunden Inkubationszeit bei 37 °C erfolgte der Zellaufschluss mithilfe einer „French Press“[8] (Wilske et al. 1999). Die Affinitätschromatographie zur Gewinnung des exprimierten OspC unterteilte sich in drei Schritte. Die erste Reinigung wurde auf einer $NiSO_4$-beladenen IMAC-Säule durchgeführt; die zweite über einen Anionen-Austausch (DEAE-Sepharose) und die dritte über einen Kationen-Austausch (Fractogel $SO_3$). Es wurde stets ein „**f**ast-**p**erformance **l**iquid **c**hromatography system“

6 Nationales Referenzzentrum für Borrelien, Bayerisches Landesamt für Gesundheit und Lebensmittelsicherheit, München, Deutschland

7 Zur Vertiefung verweise ich an dieser Stelle auf den Aufsatz von Schulte-Spechtel et al. aus dem Jahre 2003. Diese Arbeit umfasst eine ausführliche Anleitung zur Synthese des hier verwendeten OspC und liefert eine gute Literaturübersicht zur Verwendung rekombinanter Antigene in borrelienspezifischen Antikörper-Suchtests (Schulte-Spechtel et al. 2003). Aufgrund der großen Heterogenität des Borreliose-Erregers in Europa gestaltet sich die serologische Diagnostik nämlich meist als schwierig. Oftmals sind hier klinische Zeichen wegweisend. Eine recht aktuelle Vorgehensweise findet sich in einem Artikel des Deutschen Ärzteblattes aus dem Jahre 2009 (Nau et al. 2009).

8 SLM Aminco-Bowman, Rochester, NY, USA

(FPLC-System)[9] zur Aufreinigung verwendet. Um eine Kontamination mit anderen Proteinen auszuschließen, wurde im Anschluss ein Westernblot mit einem Anti-E. co-li-Serum und dem OspC-spezifischen monoklonalen Antikörper L22C11 durchgeführt. Fremdproteine von E. coli konnten hierbei nicht gefunden werden und der OspC-Antikörper-Suchtest war positiv (Schulte-Spechtel et al. 2003). Nach erfolgreicher Synthese und Aufreinigung wurde das gewonnene OspC in einem 25 mM Tris-Puffer, welcher 0,1% TritonX und 2 nM Dithiothreitol (DTT) enthielt, gelöst.

Nach Abschluss der Experimente wurde eine Matrix-unterstützte-Laser-Desorption/Ionisation-Flugzeitanalyse-Massenspektrometrie (MALDI-TOF) des re-kombinanten OspC durchgeführt, um eine Verunreinigung durch Lipide und andere Substanzen auszuschließen. Anhand der Aminosäuresequenz war mit einer Molekül-masse von 21067 Dalton zu rechnen, die Messung ergab jedoch eine Molekülmasse von 21108 Dalton. Die Differenz von 41 Dalton ließ sich über einen 6 x His-Tag am N-terminalen Ende des Proteins erklären. Solche „Anhängsel“ werden oftmals bei der affinitätschromatographischen Gewinnung rekombinant hergestellter Proteine verwen-det.

## 2.2 Herkunft und Synthese von VlsE

Das VlsE wurde ebenfalls im Nationalen Referenzzentrum für Borrelien hergestellt. Im Wesentlichen ähnelt der Herstellungsprozess dem bereits in Kapitel 2.1 beschrie-benen Verfahren für OspC. Auch hier erfolgte die Proteinsynthese in transformierten E. coli-Bakterien (Schulte-Spechtel et al. 2003). An dieser Stelle verzichte ich daher auf eine erneute Darlegung der einzelnen Schritte und verweise auf Kapitel 2.1 sowie die dort bereits zitierte Literatur.

9 Pharmacia Biotech, Freiburg, Deutschland

## 2.3 Die Zellkulturexperimente mit OspC und VlsE

Bei diesen Experimenten wurden primäre Mikrogliazellen der Maus mit den Oberflächenproteinen OspC und VlsE stimuliert. Das dabei von den Zellen freigesetzte Stickstoffmonoxid (NO) wurde mit einem recht einfachen aber zuverlässigen Verfahren gemessen und zur Beurteilung der Immunreaktion herangezogen. Dabei galt: Je mehr Stickstoffmonoxid, desto stärker die Immunreaktion auf das Oberflächenprotein. Genau genommen wurde jedoch nicht die Konzentration von Stickstoffmonoxid in den Überständen der Kulturplatten bestimmt, sondern die des nicht so reaktiven und deutlich stabileren Nitrits ($NO_2^-$). Die Testmethode hierzu wird in Kapitel 2.3.2 ausführlich erläutert. Nach Abschluss der Messungen wurden die verbliebenen Überstände bei -80 °C eingefroren.

Bei den Zellkulturexperimenten mit OspC wurden neben Stickstoffmonoxid noch einige weitere Entzündungsparameter bestimmt. Diese werden im Einzelnen ebenfalls in Kapitel 2.3.2 vorgestellt. Es handelt sich um den Tumornekrosefaktor-α (TNF-α), das Interleukin-6 (IL-6) sowie die beiden Chemokine CXCL1 und CXCL13.

### 2.3.1 Zellkulturmethoden

***Präparation:*** Die Mikrogliazellen wurden aus den Gehirnen von neugeborenen C57BL/6-Mäusen (P0-P3, d.h. 0-3 Tage alter Tiere) gewonnen. Nach sorgfältiger Entfernung der Meningen und mechanischer Auflösung des eigentlichen Hirngewebes wurden die Zellen in Dulbecco's modifiziertem Eagle Basalmedium (DMEM) mit Glutamax I[10] für 10-14 Tage kultiviert. In dem Nährmedium befanden sich außerdem 10% fetales Kälberserum (FCS) sowie 100 U/ml Penicillin (P) und 100 µg/ml Streptomycin (S). Zwei Gehirne wurden dabei zusammen in einer T75 Kulturflasche[11] untergebracht und bei 37°C in einer feuchten Atmosphäre mit 5% $CO_2$ kultiviert. Das Kulturmedium wurde zwei Mal wöchentlich gewechselt und die eigentliche „Zellenernte" frühestens nach 10 Tagen eingeleitet (Ebert et al. 2005).

---

[10] Gibco Invitrogen, Karlsruhe, Deutschland
[11] Corning Costar GmbH, Wiesbaden, Deutschland

***Ernte:*** Um die „reifen" Zellen vom Boden der Kulturflasche zu lösen, wurden die konfluenten Gliakulturen zuerst bei einer Geschwindigkeit von 200x/Minute für 30 Minuten geschüttelt. Danach wurden die Nährmedien aller Flaschen in Falcon-Röhrchen überführt und bei 20°C und 250 x G für 10 Minuten zentrifugiert. Der Überstand wurde in einer Neubauer-Zählkammer untersucht und in einer Dichte von 75.000 Zellen/Loch auf 96-Loch-Kulturplatten (*englisch:* 96-well-plates) verteilt (Ebert et al. 2005). Diese fertigen Platten wurden nun für 24 Stunden erneut im Inkubator (37°C, feuchte Atmosphäre mit 5% $CO_2$) untergebracht und waren am nächsten Tag bereit für den letzten Arbeitsschritt: die Stimulation.

***Stimulation:*** Nachdem die Mikrogliazellen nun genug Zeit hatten, sich an den Wänden der 96-Loch-Platte abzusetzen, konnte das alte Nährmedium entfernt und ein neues zur Stimulation eingefüllt werden. Dieses neue Zellmedium entsprach in seiner Zusammensetzung exakt dem vorherigen (DMEM mit Glutamax I + FCS + P + S), enthielt jedoch noch zusätzlich 100 U/ml Interferon-γ[12] sowie eines der drei folgenden Antigene in einer festen Konzentration:

- ***OspC:*** 0.3, 1, 3 und 10 µg/ml
- ***VlsE:*** 0.001, 0.003, 0.01, 0.03, 0.1, 0.3, 1, 3, 10 und 30 µg/ml
- ***LPS:*** 1 µg/ml

Das hier verwendete Lipopolysaccharid (LPS) stammt vom Escherichia coli Serotyp 026:B6[13]. Wie in ähnlichen Versuchen bereits gezeigt werden konnte (Ebert et al. 2005 sowie Tauber et al. 2009), führt LPS im Vergleich zu anderen Toll-like-Rezeptor-Agonisten[14] (CpG, Pneumolysin, Pam3Cys, HKAL) schon in relativ geringen Konzentrationen (1 µg/ml) zu einer starken Immunantwort der Mikrogliazellen. Außerdem ist LPS in der heutigen Forschung als Standardmittel etabliert, um Immunzellen zu stimulieren und bakterielle Infektionen im Reagenzglas zu simulieren (Hanisch 2002). Daher erscheint es sinnvoll, LPS auch in diesem Versuch als Referenz für die Wirkung von OspC und VlsE heranzuziehen. Die fertigen Medien wurden schließlich auf der 96-Loch-Platte („96-well-plate") gleichmäßig verteilt (meistens 4-6 Löcher bzw.

---

[12] Sigma-Aldrich, Taufkirchen, Deutschland

[13] Sigma-Aldrich, Taufkirchen, Deutschland

[14] Eine gute, wenn auch mittlerweile etwas veraltete Übersicht zur Familie der Toll-like-Rezeptoren (TLR) stellten erstmals 2001 Takeda und Akira zusammen (Takeda und Akira 2001).

„wells" pro Medium) und beschriftet. Nach genau 48 Stunden erfolgte bei allen Platten die NO-Messung.

### 2.3.2 Messmethoden

***Indirekte Messung von Stickstoffmonoxid (NO) über Nitrit ($NO_2^-$):*** Kommen Mikrogliazellen mit Bakterien, Erregerbestandteilen oder – ganz allgemein formuliert – körperfremden Antigenen in Kontakt, werden sie aktiviert und lösen eine Immunreaktion aus. Die Aktivierung der Zellen wurde in dieser Versuchsreihe hauptsächlich über die Freisetzung von Stickstoffmonoxid gemessen. Dieses Radikal wird von Mikrogliazellen produziert, um fremde Bakterien und Zellen abzutöten. Es reagiert allerdings in der Anwesenheit von Sauerstoff ($O_2$) sehr schnell, sodass zum Nachweis der NO-Freisetzung Nitrit, eines der stabilen Reaktionsprodukte von NO, in den Überständen der Kulturplatten gemessen wurde. Diese Messung erfolgte mit Hilfe des Griess-Reagenz. Dazu wurden 50 µl aus dem Überstand eines Loches mit 50 µl Griess-Reagenz in einer neuen 96-Loch-Kulturplatte vermischt. Das Griess-Reagenz besteht zu gleichen Anteilen (1:1) aus 1% Sulfanilsäure (in 30-prozentiger Essigsäure) und 0.1% N-(1-Naphthyl)Ethylendiamin (in 60-prozentiger Essigsäure). Die optische Dichte des Gemischs ließ sich nach 10 Minuten bei 570 nm problemlos mit einem GENios Multiplate Reader[15] messen. Die Nitrit- und somit auch die Stickstoffmonoxid-Konzentrationen in den einzelnen Löchern der Platte wurden durch direkten Vergleich mit einem Standard ermittelt (Tauber et al. 2009).

***Messung von Zyto- und Chemokinen:*** „Microglial cells monitor the well-being of their environment" (*deutsch:* „Mikrogliazellen überwachen das Wohl ihrer Umgebung"). Mit diesem einfachen Satz leitete Hanisch seinen Aufsatz „Microglia as a Source and Target of Cytokines" aus dem Jahre 2002 ein (Hanisch 2002, Seite 140). Auch heute noch – ein ganzes Jahrzehnt später – beschreibt er die wesentliche Funktion von Mikrogliazellen recht gut: nämlich auf Störungen jeglicher Art, seien sie infektiösen, traumatischen oder onkologischen Ursprungs zu reagieren und diese Pathologien zu bekämpfen. Um diese Kernaufgabe erfüllen zu können, benötigen Mikroglia-

---

[15] Tecan, Crailsheim, Deutschland

zellen ein Kommunikationssystem, das es ihnen ermöglicht, schnell und effizient Befehle zu erhalten sowie weiterzuleiten. Zu diesem Zweck setzen sie eine Vielzahl unterschiedlicher Zyto- und Chemokine ein. Bis heute ist größtenteils ungeklärt, nach welchen Kriterien und in welcher Abfolge diese Signalproteine freigesetzt werden, doch scheinen einige für die Aufrechterhaltung und Koordination einer Immunantwort von entscheidender Bedeutung zu sein. Zu diesen wichtigen proinflammatorischen Botenstoffen gehören unter anderem der Tumor-Nekrose-Faktor-$\alpha$ (TNF-$\alpha$), einige Mitglieder der Interleukin-1-Familie („family of IL-1"), das Interleukin-6 (IL-6) und das Interferon-$\gamma$ (INF-$\gamma$) (Hanisch 2002). Auch wurde unter experimentellen Bedingungen gezeigt, dass Mikrogliazellen bei Kontakt mit bakteriellen Agenzien zur Produktion des Chemokins CXCL1 – früher als KC oder in Mäusen als GRO$\alpha$ (growth regulated oncogene $\alpha$) bezeichnet – angeregt werden können (Hanisch 2002). Des Weiteren trat das erst 1998 entdeckte CXCL13 in den letzten Jahren zunehmend ins Rampenlicht der Infektionsforschung, da eine vermehrte Expression des Chemokins bei akuten und chronischen bakteriellen Infektionen beobachtet wurde (Narayan et al. 2005, Vermi et al. 2006, Kahnert et al. 2007, Galamb et al. 2008). Dies war insofern verwunderlich, als dass man dem Botenstoff bislang zwar eine nicht zu unterschätzende Rolle bei der Organisation des Immunsystems zugesprochen hatte,[16] diese stand jedoch in keinem direkten Zusammenhang mit bakteriellen Infektionen (Rupprecht et al. 2009). Eine 2007 erschienene Arbeit konnte schließlich zweifelsfrei zeigen, dass das Protein von enormer Wichtigkeit für die Zellbeweglichkeit im Lymphgewebe sowie die „Wegfindung" der Lymphozyten ist (Mueller et al. 2007). Spätestens seit des 2009 erschienenen Aufsatzes einer Münchener Forschergruppe kann auch eine Beteiligung am Krankheitsverlauf der akuten Neuroborreliose nicht mehr abgestritten werden: Hier nimmt CXCL13 offenbar eine „Schlüsselrolle" ein, indem es die Einwanderung peripherer B-Zellen in den Liquorraum begünstigt (Rupprecht et al. 2009).

[16] Die Hauptfunktion von CXCL13 sah man ursprünglich im Aufbau, in der Entwicklung sowie in der Organisation von Lymphgewebe. Mit der Zeit kamen weitere Forschungsergebnisse hinzu, die seinen Aufgabenbereich immens erweiterten. So gibt es auch Hinweise für eine Beteiligung des Chemokins bei chronisch entzündlichen Autoimmunerkrankungen wie der Multiplen Sklerose oder der rheumatoiden Arthritis. Eine gute Übersicht zum „Werdegang" des Proteins lieferte die Arbeitsgruppe um Rupprecht (Rupprecht et al. 2009). Frühere Studien dieser Forschergruppe konnten außerdem zeigen, dass CXCL13 verstärkt von Monozyten nach Kontakt mit Borreliose-Oberflächenproteinen über den Toll-like-Rezeptor 2 (TLR2) freigesetzt wird. Zur Vertiefung in diese Thematik verweise ich auf ihre 2007 veröffentlichte Arbeit (Rupprecht et al. 2007).

Sicherlich repräsentieren die hier genannten Botenstoffe nur eine kleine Auswahl an Kommunikations- und Effektorsubstanzen, welche Mikrogliazellen bei ihrer Abwehrarbeit unterstützen. Für den Zellkulturversuch mit dem Borrelienprotein OspC beschränkten wir uns jedoch auf eine überschaubare Anzahl. Unsere Wahl fiel dabei auf TNF-α, IL-6 sowie die beiden Chemokine CXCL1 (KC) und CXCL13. Die Messung der IL-6-, CXCL1- und CXCL13-Spiegel wurde mit einem ELISA-Reader durchgeführt. Für IL-6 und CXCL1 wurde ein DuoSet ELISA Development Kit[17] verwendet. CXCL13 konnte ebenfalls mit einem kommerziell erhältlichen ELISA-Kit[18] des gleichen Herstellers ermittelt werden. Zur Bestimmung der TNF-α-Konzentrationen wurden Antikörper-Paare von BioLegend[19] eingesetzt. Der daraufhin einsetzende Farbumschlag wurde mit einem Microplate-Reader[20] bei 450 nm erfasst. Mit Hilfe eines MicroBCA-Protein-Assays[21] wurde zum Schluss der Gesamtproteingehalt bestimmt.

***Kontrollgruppen:*** Neben den drei stimulierten Mikroglia-Gruppen (LPS, OspC und VlsE) gab es eine Kontrollgruppe (*englisch:* control), welche nur DMEM mit Glutamax I und Interferon-γ enthielt. In diesen nicht mit Bakterienbestandteilen stimulierten Proben ließen sich nur sehr geringe Mengen NO nachweisen.[22]

***Zugabe von Interferon-γ:*** Alle Nährmedien enthielten 100 U/ml Interferon-γ (INF-γ). Diese Substanz – oftmals auch als „Immun-Interferon" bezeichnet – spielt bei der Aktivierung von Mikrogliazellen eine entscheidende Rolle. So reguliert das Protein beispielsweise die Expression vieler wichtiger Zelloberflächenmoleküle, die für eine Steuerung der Immunantwort essentiell sind (wie den LPS-Rezeptor CD-14 oder die MHC-Klasse-I/II-Komplexe). Außerdem sorgt IFN-γ für eine verstärkte Freisetzung wichtiger proinflammatorischer Zytokine (Tumor-Nekrosis-Faktor-α, Interleukin-1, Interleukin-6) sowie größerer Mengen Stickstoffmonoxid (NO) (Ebert et al. 2005).

Unter physiologischen Bedingungen sind im menschlichen Gehirn nur sehr geringe Mengen IFN-γ nachweisbar. Bei entzündlichen Prozessen – zum Beispiel hervorgeru-

---

17 R&D Systems, Wiesbaden, Deutschland
18 R&D Systems, Wiesbaden, Deutschland
19 Biozol, München, Deutschland
20 Bio-Rad, München, Deutschland
21 Pierce, Rockford, IL, USA
22 Siehe hierfür Kapitel 3.

fen durch Bestandteile von Borrelia burgdorferi – wird der Signalstoff hauptsächlich von infiltrierenden Leukozyten produziert (Hanisch 2002). Die Konzentrationen im zentralen Nervensystem (ZNS) steigen daraufhin an. Um diesen Anstieg auch in vitro zu simulieren, wurde den Nährmedien 100 U/ml INF-γ beigemischt (Ebert et al. 2005).

***Zugabe von Polymyxin B:*** Ein häufiges Problem bei der Arbeit mit rekombinanten Proteinen – insbesondere mit jenen, die in gramnegativen Bakterien hergestellt wurden – stellt die Kontamination mit LPS dar (Cardoso et al. 2007). Lipopolysaccharide (LPS) sind einerseits charakteristische Bausteine der Zellwände gramnegativer Bakterien und gehören andererseits zur Strukturgruppe der **P**athogen **a**ssoziierten **M**olekular-**P**rofile (*englisch:* pathogen-associated molecular patterns, PAMPs). Diese Molekülgruppe bindet an eine Vielzahl unterschiedlicher Rezeptoren (LPS binding protein, CD-14, TLR-4 usw.), was zu einer komplexen Immunantwort und zur Ausschüttung diverser proinflammatorischer Zytokine (TNF-α, Interleukin-1, Interleukin-6) führt. Da bereits niedrige Dosen an LPS eine sehr starke Immunreaktion auslösen können, empfiehlt es sich, vor der Verwendung rekombinanter Proteine stets eine Verunreinigung mit LPS auszuschließen (Cardoso et al. 2007). Dies trifft auch auf die hier verwendeten Borrelienbestandteile VlsE und OspC zu – diese wurden schließlich im gramnegativen E. coli synthetisiert (vgl. Kapitel 2.1 und 2.2).

Bei der Substanz Polymyxin B (PMB) handelt es sich um ein natürlich vorkommendes Antibiotikum, das an den Lipid-A-Teil von LPS bindet und bereits in geringen Mengen dessen endotoxische Aktivität blockiert. In die Hälfte unserer Proben wurde daher zusätzlich 10 µg/ml Polymyxin B[23] gegeben. Durch den direkten Vergleich der mit und ohne PMB behandelten Gruppen kann so auf eine mögliche Verunreinigung geschlossen werden.

***Nachweis lebender Mikrogliazellen:*** Um eine Toxizität der Borrelienbestandteile auf die Mikrogliakulturen auszuschließen, wurde der WST-1-Test[24] zur Bestimmung der Zellproliferation und Lebensfähigkeit durchgeführt. Dieses recht einfache Verfahren beruht auf der enzymatischen Spaltung des farblosen Tetrazoliumsalzes WST-1 in das

---

[23] Sigma-Aldrich, Taufkirchen, Deutschland
[24] Roche Applied Science, Mannheim, Deutschland

lösliche Formazan. Diese Reaktion kann nur von speziellen mitochondrialen Dehydrogenasen in lebenden Zellen katalysiert werden. Der dabei einsetzende Farbumschlag (von farblos nach rot) wird photometrisch bei 490 nm mittels eines Microplate-Readers (in diesem Fall ein GENios Multiplate Reader[25]) gemessen. Die Absorption nimmt hierbei mit der Anzahl der metabolisch aktiven Zellen zu. Desto größer also die Absorption, desto größer ist der enzymatische Umsatz und desto mehr lebende Zellen betreiben einen regelhaften Stoffwechsel (Ebert et al. 2005). Um den Test durchzuführen, wurde das erworbene WST-1-Reagenz den Zellen hinzugefügt und die Kulturplatte für vier Stunden bei 37 °C und 5% $CO_2$ inkubiert. Die Messung mit dem Microplate-Reader erfolgte direkt im Anschluss.

## 2.4 Das Tierexperiment mit OspC

Dieses Experiment hatte das Ziel, eine kontinuierliche, 28 Tage andauernde Exposition des zentralen Nervensystems (ZNS) mit dem Oberflächenprotein C (OspC) von Borrelia burgdorferi zu simulieren. Dazu wurde allen Tieren am Tag 0 eine Infusionskanüle in den rechten Seitenventrikel implantiert. Dieses Infusionssystem wurde mit einer osmotischen Minipumpe auf dem Rücken der Tiere verbunden, welche nun kontinuierlich über 28 Tage entweder OspC oder eine Pufferlösung in den ventrikulären Liquor abgeben konnte (im Detail wird das Pumpensystem und das Operationsverfahren in Kapitel 2.4.2 beschrieben).

Die **Abbildung 3** verdeutlicht den zeitlichen Ablauf des Versuches. Wie bereits erwähnt, ist hier der Operationstag als Tag 0 definiert. Drei Tage vor der Operation (Tag -3 bis -1) wurde mit dem Training der Tiere begonnen. Das Training beinhaltete die drei Testverfahren (Seiltest, Rotarod, Morris-Wasserlabyrinth), welche auch im Verlauf der 28 Tage zur Überprüfung der motorischen und neuropsychologischen Leistungsfähigkeit der Tiere eingesetzt wurden. Mit dem Training verfolgt man im Prinzip zwei Ziele: Einerseits soll hierdurch gezeigt werden, dass die Versuchstiere zu Beginn des Experimentes gesund und in ihrer Leistungsfähigkeit nicht eingeschränkt sind.

---

[25] Tecan, Crailsheim, Deutschland

Zum anderen sollen die Tiere auf die bevorstehenden Aufgaben vorbereitet werden und sich an den Ablauf gewöhnen. In dieser Versuchskonstellation wissen die Mäuse also bereits vor dem eigentlichen Versuchsbeginn an Tag 0 über die Position der versteckten Plattform Bescheid. Durch eine Wiederholung der exakt gleichen Läufe an Tag 12 und 24 ist daher eine Einschätzung der Gedächtnisleistung der Tiere möglich.[26]

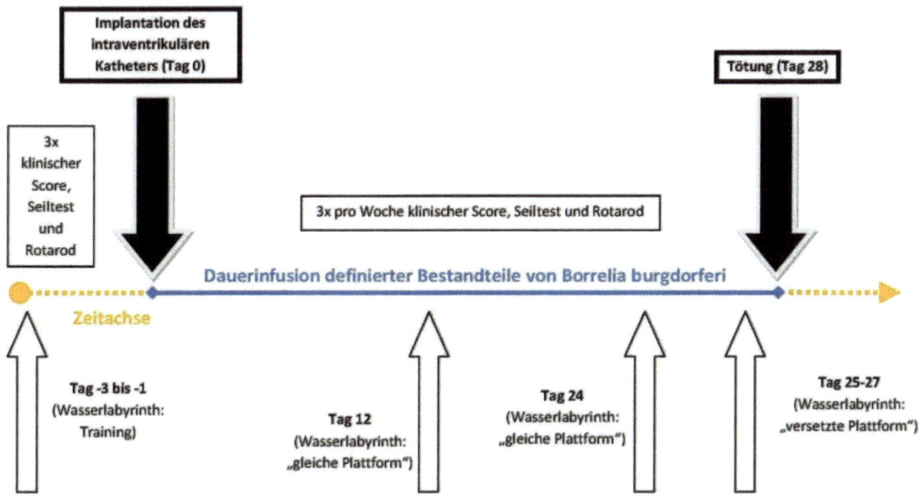


**Abbildung 3:** Zeitlicher Ablauf der 28-tägigen intraventrikulären Applikation von OspC im Tierexperiment.

Nach Training und erfolgreicher Operation begann ab Tag 1 die eigentliche Versuchsphase: Dreimal pro Woche wurden die Tiere gewogen, mittels Rotarod und Seiltest ihre motorischen Fähigkeiten überprüft sowie anhand eines klinischen Scores der Gesundheitszustand der Tiere eingeschätzt. Zusätzlich wurde an den Tagen 12 und 24

[26] Auch wenn der Aufbau des Morris-Wasserlabyrinthes („Morris-Watermaze" im Englischen, abgekürzt MWM) ausführlich in Kapitel 2.4.4. beschrieben wird, möchte ich doch bereits an dieser Stelle auf die umfangreiche Literatur zu diesem Thema verweisen. Die klassische „Urform" des Wasserlabyrinthes beschrieb Richard Morris nämlich in seiner 1981 erschienenen Arbeit: „Spatial localization does not require the presence of local cues" (Morris 1981). Darauf aufbauend entwickelte er im Laufe der Jahre ein „Grundkonzept", um die räumliche Orientierung und später auch die Lernfähigkeit von Ratten in seinen Versuchen bewerten zu können. Dieses „Grundkonzept" von Morris wurde in unserem Tierversuch beibehalten (Morris 1984). Mittlerweile gibt es allerdings auch zahlreiche weitere Publikationen zu dem Thema und unzählige Varianten dieses klassischen MWM wurden entwickelt. Einen interessanten und recht aktuellen Überblick lieferten 2006 Vorhees und Williams (Vorhees und Williams 2006).

ein mit dem Training identischer Wasserlabyrinth-Test durchgeführt. Drei Tage vor Ende des Versuches (Tag 25, 26, 27) wurde das Morris-Wasserlabyrinth mit einer um 180° versetzten Plattform wiederholt. Am Tag 28 galt der Versuch als beendet und das Tier wurde getötet.

Aus organisatorischen Gründen war es nicht möglich, mehr als 3 Tiere pro Tag zu operieren. Daher wurden die Mäuse in Kleingruppen von 2-3 Tieren zusammengefasst und im Abstand von ein paar Tagen trainiert und operiert. Somit erstreckte sich das ganze Experiment auf einen Zeitraum von 2 Monaten, bis alle Tiere den 28-Tage-Rhythmus durchlaufen hatten.

### 2.4.1 Die Versuchstiere

Für die 28-tägige intraventrikuläre Infusion wurde eine Gruppe von 20 männlichen Mäusen mit dem genetischen Hintergrund C57BL/6 ausgewählt. Diese eignen sich gut für das Morris-Wasserlabyrinth-Testverfahren, da unter C57BL/6-Mäusen im Vergleich zu anderen Stämmen relativ wenige „non-performer“ oder „floater“[27] beobachtet werden (Vorhees und Williams 2006).

Alle Mäuse wogen zu Beginn des Trainingsprogramms (also drei Tage vor der Implantation der osmotischen Pumpe) zwischen 17, 2 – 27, 9 g und waren 6 – 8 Wochen alt.[28] Nahrung und Wasser wurde den Tieren in ausreichender Menge zur freien Verfügung gestellt. Zu Anfang waren alle 20 Versuchstiere in einem großen Gemeinschaftskäfig untergebracht. Nach ihrem ersten Einsatz im Seiltest, Rotarod und Morris-Wasserlabyrinth wurden die Tieren in Einzelkäfige versetzt. Die Temperatur im Versuchsraum betrug konstant 20°C bei einer relativen Luftfeuchtigkeit von 55%. Auf die Einhaltung eines Tag-/Nachtzyklus wurde ebenfalls geachtet.

Aufgrund der Erfahrungen von Simone Tauber in einem ähnlichen Experiment (Tauber et al. 2009) und aufgrund der relativ geringen Konzentration, mit welcher der Erregerbestandteil in den rechten Seitenventrikel appliziert wurde, konnte nicht von einer

---

[27] Eine genauere Erklärung dieser beiden Begriffe und eine Erläuterung der Problematik erfolgt in Kapitel 2.4.4.

[28] Hierzu mehr in Kapitel 3.2.1 (Abbildung 12).

gravierenden Beeinträchtigung der Mäuse während der 28 Tage (Entwicklung eines akuten Krankheitsbildes, starke Schmerzen, Tod) ausgegangen werden. Entwickelte ein Tier entgegen dieser Einschätzung jedoch deutliche Krankheitssymptome, galten die folgenden Abbruchkriterien:

- Bei einem Gewichtsverlust von mehr als 15% des Ausgangswertes (das Gewicht gemessen drei Tage vor der Pumpenimplantation) wurde der Versuch abgebrochen und das jeweilige Tier getötet.
- Bei fehlender motorischer Aktivität oder gar bei völligem Verlust der Gehfähigkeit wurde das Tier ebenfalls getötet.

Diesen Tierversuch genehmigte die Tierschutzkommission der Medizinischen Fakultät der Universitätsmedizin Göttingen sowie die Bezirksregierung Braunschweig, Niedersachsen.

### 2.4.2 Das Operationsverfahren und das Pumpensystem

Am Tag 0 wurde jedem Tier das Infusionssystem (Brain Infusion Kit II[29]) in einer ca. 40 – 50 Minuten dauernden Operation implantiert. Um der Maus nach Möglichkeit Schmerzen und Leid zu ersparen, erfolgte zuvor eine tiefe Anästhesie mit 7%igem Chloralhydrat[30]. Eine intraperitoneale Applikation von 150 µl war für diesen Zweck ausreichend. Daraufhin wurde das Tier in einem speziellen stereotaktischen Rahmen für Mäuse[31] positioniert, welcher dem Operateur einen zielgenauen Eingriff unter Navigation ermöglichte. Zuvor erfolgte eine gründliche Rasur und Desinfektion von Rücken (3 mm kaudal des Schulterblattes) sowie Kopf des Tieres. Eine mittelliniennahe Inzision der Haut am Rücken legte schließlich das subkutane Bindegewebe frei. Durch leichtes Aufspreizen des Gewebes bildete sich eine kleine Tasche, in welcher die osmotische Pumpe[32] bequem zwischen den Schulterblättern platziert werden konnte. In einem nächsten Schritt erfolgte ein ca. 2 cm langer Schnitt entlang der Kopfhaut von Ohr zu Ohr. Das periostale Bindegewebe wurde entfernt, der nun freigelegte Schädelknochen erneut desinfiziert und entsprechend der stereotaktischen Koordinaten – näm-

[29] Alzet, Cupertino, CA, USA
[30] Sigma-Aldrich, Taufkirchen, Deutschland
[31] Stoelting, Wood Dale, IL, USA
[32] Pumpen-Modell 2004; Alzet, Cupertino, CA, USA

lich 0.096 mm mediolateral und -0.022 mm dorsoventral in Bezug auf das Bregma (Schnittpunkt von Pfeilnaht und Kranznaht) – ein kleines Loch durch den Schädelknochen gebohrt. Dieses Loch war gerade groß genug, um die Infusionskanüle[33] (Durchmesser von einem Millimeter) hindurch zu lassen. Unter stereotaktischer Führung konnte diese Kanüle nun in den rechten Seitenventrikel vorgeschoben und mittels Platzhalterplättchen fixiert werden. Als nächstes wurde ein Verbindungskatheter von der osmotischen Pumpe am Rücken bis zur Implantationsstelle durch das subkutane Hautgewebe geführt und mit der Kanüle verbunden. Zur endgültigen und sicheren Positionierung der bis in den Ventrikelraum reichenden Kanüle wurde das Bohrloch mit Zahnzement überdeckt (Tauber et al. 2009).

Die implantierten Mini-Pumpen waren entweder mit OspC (10 Tiere, OspC-Gruppe) – gelöst in 25 mM Tris, 0.1% TritonX und 2 nM DTT – oder mit der Tris-Pufferlösung (10 Tiere, Kontrollgruppe) ohne das Oberflächenprotein gefüllt. Durch das Pumpensystem wurde der OspC-Gruppe eine tägliche Dosis von 5 µg in den Ventrikelraum appliziert. Diese Menge wurde aufgrund physiologischer Daten gewählt.[34] Die Infusion erhielten beide Gruppen für genau 28 Tage (wie in **Abbildung 3** ersichtlich).

An dieser Stelle sollte bereits folgendes Erwähnung finden: Ursprünglich waren der Kontrollgruppe 10 Mäuse zugeteilt. Eine davon verstarb aufgrund von Komplikationen während der Operation. Die andere musste sechs Tage nach Implantation der Pumpe getötet werden, da sie stark an Gewicht verloren hatte (sie hierzu die Abbruchkriterien in Kapitel 2.4.1) und sich in einem schlechten Allgemeinzustand (kein Seiltest mehr möglich, kaum gehfähig und deutlich lethargisches Erscheinungsbild) befand. Beide Tiere konnten daher nicht in die statistische Auswertung der Versuche aufgenommen werden. Auch die vorliegenden Ergebnisse aus ihren Trainingsläufen (Tag -3 bis -1) wurden nicht weiter berücksichtigt und aus der Wertung genommen.

Alle Operationen wurden unter der Leitung von Frau Simone Tauber und unter der Assistenz von Frau Sandra Ribes oder meiner Person durchgeführt.

---

[33] Alzet, Cupertino, CA, USA

[34] Hierzu mehr in Kapitel 4.2.

### 2.4.3 Motorische Testverfahren

***Seiltest:*** Im Prinzip ist der Seiltest ein sehr einfaches Verfahren, das bereits vor über 30 Jahren von Jaime Miquel und Margarita Blasco zur Evaluation der Altersentwicklung von Mäusen verwendet wurde (Miquel und Blaso 1978). An dem grundlegenden Versuchsaufbau hat sich auch heute nichts geändert: Ein 60 cm langes und ungefähr 1 mm dickes Seil wird zwischen zwei Stangen (in unserem Fall Chemieständer) in einer Höhe von ca. 40 cm befestigt. Darunter befindet sich ein mit Holzspänen und Stoffdecken ausgekleideter Kasten. Das Seil endet jeweils über einer kleinen Plattform an der Stange. Die Maus wird nun am Schwanzende gepackt, hochgehoben und mit den Vorderpfoten voran in die Mitte des Seiles gesetzt. Jungen, gesunden Tieren gelingt es in der Regel sofort, die Hinterläufe hochzuziehen und sich in einer „schlangenartigen" Bewegung unter Zuhilfenahme des Schwanzes am Seil entlang bis auf eine der beiden Plattformen zu bewegen (Miquel und Blaso 1978). Dabei spielt es keine Rolle, für welche der beiden Plattformen sich das Tier entscheidet. Die Zeit bis zum Erreichen der Plattform wird gemessen und anhand einer Bewertungsskala in Punkte umgerechnet (Wellmer et al. 2000). Wird die Plattform beispielsweise in weniger als 6 Sekunden erreicht, so ergibt das 0 Punkte. Braucht die Maus länger, so wird ihr für je 6 zusätzliche Sekunden ein Punkt zugeordnet. Schafft die Maus es nicht, das Ziel innerhalb von 60 Sekunden zu erreichen und hängt sie weiterhin am Seil, erhält sie 10 Punkte. Kann sich die Maus nicht am Seil halten, wird dies ebenfalls mit 10 Punkten für das Nicht-Erreichen der Plattform bewertet; einen zusätzlichen Punkt bekommt sie für je 6 Sekunden, die sie vor Ablauf der 60 Sekunden herunterfällt. Alles in allem ergibt sich daraus die folgende **Tabelle 1** (Tauber et al. 2005). Auf dieser Bewertungsbasis kann jedes Tier 0 bis 20 Punkte pro Versuch erreichen. Es sei an dieser Stelle noch einmal betont, dass eine hohe Punktzahl für ein schlechtes Ergebnis im Seiltest steht.[35] Nicht unerwähnt sollte auch bleiben, dass der oben aufgeführte, gepolsterte Kasten dem Schutz der Tiere bei einem Fall vom Seil dient. Insgesamt durchlief jedes Tier den Seiltest 15-mal: zwei Versuche je Trainingstag (Tag -3 bis -1) vor der Pumpenimplantation und noch mal drei Versuche pro Woche während der Infusion. In der letzten Woche wurde sowohl auf den Rotarod als auch auf den Seiltest verzichtet, um die Tie-

---

[35] Die statistische Auswertung erfolgt in Kapitel 3.

re nicht noch zusätzlich zu den zahlreichen Morris-Wasserlabyrinth-Läufen mit versetzter Plattform zu belasten.[36]

| Maus erreicht eine der beiden Plattformen innerhalb von 60 Sekunden: | | Maus erreicht **keine** Plattform innerhalb von 60 Sekunden: | |
|---|---|---|---|
| benötigte Zeit bis zum Erreichen der Plattform [Sekunden] | Punkte | Zeit, welche die Maus am Seil hängt [Sekunden] | Punkte |
| weniger als 6 | 0 | mehr als 60 | 10 |
| 6 bis 12 | 1 | 54 bis 60 | 11 |
| 13 bis 18 | 2 | 48 bis 53 | 12 |
| 19 bis 24 | 3 | 42 bis 47 | 13 |
| 25 bis 30 | 4 | 36 bis 41 | 14 |
| 31 bis 36 | 5 | 30 bis 35 | 15 |
| 37 bis 42 | 6 | 24 bis 29 | 16 |
| 43 bis 48 | 7 | 18 bis 23 | 17 |
| 49 bis 54 | 8 | 12 bis 17 | 18 |
| 55 bis 60 | 9 | 6 bis 11 | 19 |
| | | weniger als 6 | 20 |

**Tabelle 1:** Punktevergabe beim Seiltest.

***Rotarod:*** Dieses Testverfahren dient – ähnlich wie der Seiltest – der Überprüfung der motorischen Koordination und Beweglichkeit der Tiere. Hierzu müssen die Mäuse auf einer rotierenden Walze[37] (*Englisch:* rotarod treadmill) laufen und dürfen nicht herunterfallen. Dabei dreht sich die Walze zu Anfang recht langsam. Im Verlauf des insgesamt fünf Minuten dauernden Testes beschleunigt die Walze allerdings konstant von 4 auf 40 Umdrehungen pro Minute. Die Zeit, welche sich das Tier auf der Walze halten kann, wird automatisch registriert und in Sekunden festgehalten. Damit kann pro Lauf ein Testergebnis von 0 [Sekunden] bis 300 [Sekunden] erreicht werden (Tauber et al. 2009).

Ursprünglich sah die Versuchsplanung vor, den Rotarod-Test 1-mal pro Tag vor der Pumpenimplantation und dann 3-mal pro Woche bis zum Beginn der finalen Wasserlabyrinth-Testphase durchzuführen. Aufgrund der großen Unterschiede zwischen den einzelnen Trainingsläufen – auch bei ein und derselben Maus – sahen wir uns jedoch

[36] Hierzu mehr in Kapitel 2.4.4. In den letzten drei Tagen vor der Tötung (Tag 25 bis 27) musste jedes Tier pro Tag sechs Läufe im Labyrinth absolvieren; insgesamt also 18 Läufe in drei Tagen (wie in der Trainingsphase).

[37] Neuroscience Inc., Tokyo, Japan

gezwungen, den Versuchsablauf leicht abzuändern. So schaffte es beispielsweise eine der Mäuse beim ersten Lauf 128 Sekunden auf der Walze zu bleiben, beim zweiten Lauf 79 Sekunden und beim dritten Lauf dann 300 Sekunden (also die maximal mögliche Zeit). Da diese große Spannbreite leider kein Einzelfall war, wurden die Tiere in der Trainingsphase schließlich 3-mal täglich auf die Walze gesetzt. Im Gesamtergebnis ist eine deutliche Lernleistung und ein Trainingseffekt im Rotarod (vor allem in den ersten drei Tagen) erkennbar.[38]

Während der 28-tägigen Infusion beschränkten wir uns also – wie bereits mehrfach erwähnt – auf drei Rotarod-Läufe pro Woche, wobei wiederum (wie beim Seiltest) in der letzten Woche vor der Tötung auf diese Testmethode verzichtet wurde. Damit sollte die physische und psychische Belastung der Tiere mit implantierter Pumpe möglichst gering gehalten werden.

### 2.4.4 Neuropsychologische Testverfahren

An dem ursprünglichen Versuchsaufbau – wie ihn Richard Morris in seiner 1984 erschienenen Publikation „Developments of a water-maze procedure for studying spatial learning in the rat“ beschreibt – hat sich auch heute, gut 25 Jahre später, im Wesentlichen nichts geändert: Ein großes, rundes Becken (104 cm im Durchmesser, 60 cm in der Höhe) wird bis zu einer Höhe von 17,5 cm mit Wasser gefüllt. Innerhalb des Beckens befindet sich ca. 1 cm unter der Wasseroberfläche eine durchsichtige Plattform (10 cm im Durchmesser). An der Decke ist eine Kamera angebracht, welche über ein Kabel mit einem Computer verbunden ist, der sich – durch einen weißen Sichtschirm vom Wasserbecken getrennt – in der anderen Ecke des Raumes befindet. Die Kamera hat volle Einsicht in den gesamten Versuchsbereich und zeichnet alle Bewegungen im Wasserbecken mit einem speziellen Programm[39], Videomot 2.0, auf. Durch den Sichtschirm kann der Versuchsleiter während der Aufzeichnungen die Kamera vom Computer aus bedienen, ohne dass die Maus ihn sieht und dadurch von ihrem eigentlichen Ziel abgelenkt wird. Die Aufgabe besteht beim Morris-Wasserlabyrinth nämlich darin,

---

[38] Dies zeigt die statistische Auswertung in Kapitel 3 deutlich. Vgl. hierzu auch Kapitel 3.2.4.

[39] TSE Systems, Bad Homburg, Deutschland

dass das Versuchstier unter Zuhilfenahme externer visueller Reize die versteckte Plattform im Wasser findet. Das Becken selbst ist einheitlich weiß gefärbt, kreisrund und bietet keinerlei Orientierungspunkte für das Nagetier. Selbst die durchsichtige Plattform ist nur schwer unter der Wasseroberfläche zu erkennen. Daher sind die Tiere zur Navigation auf Reize außerhalb des Labyrinths angewiesen. Indem die Läufe mehrfach wiederholt, die Plattformpositionen verändert oder die Tiere einfach an unterschiedlichen Stellen ins Becken gesetzt werden, können mit diesem Test vor allem das räumliche Denkvermögen und die Merk- bzw. Lernfähigkeit der Tiere kontrolliert werden (Vorhees und Williams 2006).

Zur Schaffung optimaler Versuchsbedingungen war es essentiell, mehrere farbige Poster als Bezugspunkte an den Wänden des Versuchsraumes zu platzieren. Diese ermöglichten den Tieren eine Orientierung im Wasserlabyrinth. Die gesamte Raumkonfiguration (Anordnung der Möbel, der Tierkäfige, des Rotarods, der eben erwähnten Poster, etc.) blieb während aller Versuche und über die 28 Tage absolut identisch. Ebenso betrug die Wassertemperatur stets konstante 20-22 °C. All diese kleinen, scheinbar unwichtigen Details im Versuchsaufbau sind für eine korrekte Datenerhebung extrem wichtig. Kleine Abweichungen, wie zum Beispiel Unebenheiten im Becken, können die Messergebnisse verfälschen, da sich die Tiere dann an lokalen Punkten orientieren. Da zahlreiche Varianten im Versuchsaufbau und in der Abfolge von Trainings- und Messphasen bekannt sind, möchte ich mich im Folgenden auf die in diesem Experiment angewandten Methoden beschränken.[40]

Die **Abbildung 3** in Kapitel 2.4 liefert einen guten Überblick zum Versuchsablauf: Die Trainingsphase (Tag -3 bis -1 vor der OP) beinhaltete pro Tag sechs Läufe im Labyrinth – womit wir auf insgesamt 18 Läufe kamen. Drei der sechs Läufe wurden im-

[40] Vorhees und Williams haben sich in ihrem 2006 veröffentlichten Aufsatz „Morris water maze: procedures for assessing spatial and related forms of learning and memory" ausführlich mit der optimalen Versuchskonfiguration eines Morris-Wasserlabyrinthes auseinandergesetzt und führen noch viele weitere Punkte an, die bei der Durchführung berücksichtigt werden müssen (Quadrantenunterteilung, Ermittlung der optimalen Startpositionen, genetischer Hintergrund der Tiere, Beckenfarbe und Plattformfarbe, etc.). Zusätzlich liefert der Aufsatz einen hervorragenden Überblick zu den verschieden Varianten des MWM und welche Hirnfunktionen damit am besten untersucht werden können (Unterscheidungslernen, räumliches Lernen, Merkfähigkeit) (Vorhees und Williams 2006). Alle Details im Einzelnen aufzulisten, würde den Rahmen dieser Arbeit sprengen.

mer am Morgen, die anderen drei am Nachmittag und alle stets zur selben Tageszeit durchgeführt. Die Rotarod- und Seiltestversuche fanden immer morgens vor dem ersten Lauf im Wasserlabyrinth statt. Dieser Lernabschnitt wird in der Literatur als „spatial acquisition“ – frei übersetzt „räumliche Aneignung“ oder „Raumerfassung“ – bezeichnet (Vorhees und Williams 2006). An den Tagen 12 und 24 wurde dann mit jeweils drei Kontrollläufen das Erinnerungsvermögen der Mäuse getestet. In diesen beiden Versuchsphasen (Trainingsläufe und Kontrollläufe) wurde die Position der Plattform nicht verändert und auch die Mäuse wurden immer am selben Ort ins Wasser gelassen.

Nach fast vier Wochen intraventrikulärer Infusion mussten sich die Tiere dann ab Tag 25 einer neuen Herausforderung stellen: Die Plattform wurde um 180° zur ursprünglichen Position versetzt. Dabei sollte – ähnlich wie in der Trainingsphase – die Lernfähigkeit der Mäuse über drei Tage anhand von 18 Läufen getestet werden. („spatial reversal“, *frei übersetzt:* „Raumumkehrung“). Nach Abschluss dieser Testphase wurden die Tiere am Tag 28 getötet.

Jeder Lauf im Morris-Wasserlabyrinth hatte in dieser Versuchskonstellation ein Zeitfenster von 90 Sekunden, in welchem es die Maus schaffen sollte, die versteckte Plattform zu finden. Gelang dies nicht, wurde die Zeit mit 91 Sekunden bewertet und das Tier für 15 Sekunden auf die Plattform in das Becken gesetzt (Vorhees und Williams 2006). Neben der benötigten Zeit wurden außerdem noch die zurückgelegte Schwimmstrecke sowie die Durchschnittsgeschwindigkeit von der Kamera aufgezeichnet. Die statistische Auswertung des Versuchs stützt sich daher auf die drei Parameter Strecke, Geschwindigkeit und Latenz (verstrichene Zeit bis zum Erreichen der Plattform). Aufgrund der großen Unterschiede zwischen den einzelnen Wasserlabyrinth-Läufen – ein ähnliches Problem wie beim Roatord-Test – war es erforderlich, den Median dreier aufeinander folgender Läufe eines Tieres zur Auswertung heranzuziehen (Wellmer et al. 2000).[41]

[41] Bei den Trainingsläufen sowie den Läufen mit versetzter Plattform wurde stets der Median dreier aufeinanderfolgender Läufe errechnet. Dies wird beim Betrachten der Abbildungen 15 bis 17 und 21 bis 23 ersichtlich. Die sechs Kontrollläufe wurden jedoch nicht zu zwei Medianen zusammenge-

Weil es dem natürlichen Instinkt der Tiere entspricht, dem Wasser möglichst schnell zu entkommen (Morris 1984), gibt es beim Morris-Wasserlabyrinth im Vergleich zu anderen Experimenten nur einen sehr geringen Anteil sogenannter „non-performer" oder „floater". Diese Tiere zeigen keinerlei Schwimmbewegungen und versuchen auch nicht, die Plattform zu finden oder dem Wasser zu entkommen. Sie lassen sich ganz einfach auf der Wasseroberfläche treiben (*englisch:* (to) float). Es gibt verschiedene wissenschaftliche Ansätze, wie in diesen Situationen am besten zu verfahren ist (Anstoßen des Tieres, Erzeugen eines lauten Knalls, etc.). Eine einfache Lösung, die keinerlei Interaktionen seitens des Versuchsleiters vorsieht, schlagen Vorhees und Williams vor: Dabei wird die Maus bis zum Ablauf der 90 Sekunden im Becken treiben gelassen. Nach insgesamt vier erfolglosen Läufen an zwei aufeinander folgenden Tagen wird die Maus von dem Experiment ausgeschlossen (Vorhees und Williams 2006). Dieses Problem trat bei einem Tier der Kontrollgruppe während der Trainingsphase auf. Trotz viermaliger Wiederholung des Morris-Wasserlabyrinths zeigte es keinerlei Anstrengungen, die versteckte Plattform zu finden. Als Ersatz (und um einen Datensatz von insgesamt 20 Tieren zu erhalten) wurde daher kurzfristig (und einen Tag hinter der regulären Gruppe) eine weitere Maus in das Training mit aufgenommen, die dann im Endergebnis allerdings nur 12 Trainingsläufe absolvieren konnte, da wir aus organisatorischen Gründen (die nächste Gruppe war bereits in der Vorbereitung) den regulären Operationstermin am Tag 0 für diese Gruppe einhalten mussten. Eine Operation einen Tag später war leider nicht möglich.

### 2.4.5 Gewebeverarbeitung

Nach Ablauf der 27 Versuchstage wurde jedes Tier an Tag 28 durch cervikale Dislokation getötet. Die Tötung erfolgte in tiefer Anästhesie und unter ständiger Perfusion mit 4%iger Formalin-Lösung, um das Gewebe zu fixieren. Mit herkömmlichem Präparationsbesteck (Schere, Skalpell, Pinzette) wurde das Gehirn daraufhin sorgfältig aus der Schädelgrube entfernt. Ein kleiner Teil des rechten Frontallappens sowie das Kleinhirn wurden direkt nach der Entnahme vom restlichen Organ abgetrennt und für

---

fasst, da für den zweiseitigen U-Test von Mann-Whitney mehr als zwei Werte pro Gruppe erforderlich sind. Hier wurde jeder einzelne Lauf in den Abbildungen 18 bis 20 dargestellt.

die später stattfindende Messung von Entzündungsparametern bei -80°C eingefroren.[42] Der restliche Teil des Großhirns wurde auf die Paraffineinbettung vorbereitet: Hierzu wurde zunächst die Fixierungsflüssigkeit (Formalin) ausgewaschen. Im Anschluss konnte das Gewebe mit einer aufsteigenden Alkoholreihe[43] (50%, 70%, 90%, 100%) entwässert und schließlich der Alkohol mittels Xylol wieder entfernt werden. Das vollständig entwässerte Gewebe wurde nun für 16 – 24 Stunden in einen Einbettautomaten gegeben. Am nächsten Tag wurde das paraffinierte Hirngewebe in einem Ausgießapparat mit flüssigem, ca. 58°C heißen Paraffin übergossen und somit zu einem soliden Paraffinblock verarbeitet. Aus den abgekühlten Paraffinblöcken wurden mit einem Mikrotom 1 µm dicke Schnitte für die Immunhistochemie (siehe Kapitel 2.4.6) sowie 2 µm dicke Schnitte für das in-situ-tailing (siehe Kapitel 2.4.7) gefertigt.

### 2.4.6 Immunhistochemie

Auf den nun folgenden Seiten werden die einzelnen Schritte zur Herstellung der immunhistochemischen Präparate beschrieben.

*1. **Entparaffinierung:*** Vor der Weiterverarbeitung müssen alle Gewebeschnitte vollständig vom Paraffin befreit und rehydriert werden (Mulisch und Welsch 2010). Wird dieser Schritt nicht sorgfältig durchgeführt (ratsam ist regelmäßiges Erneuern der Entparaffinierungslösung) können später unspezifische Hintergrundfärbungen die Qualität des Präparates deutlich beeinträchtigen (Atwood 2003). Die Entparaffinierung erfolgte in Xylol- und Alkoholbädern. In einer absteigenden Alkoholreihe (Xylol, Xylol / Isopropanol, Isopropanol 100%, 90%, 70%, 50%) wurde das Paraffin aus den Schnitten entfernt und diese zum Schluss gründlich mit destilliertem Wasser gespült.

*2. **Antigendemaskierung:*** „Formalinfixiertes und paraffineingebettetes (FFPE) Gewebe ist heute wegen seiner ausgezeichneten Erhaltung der Morphologie immer noch Mittel der Wahl für die meisten klinischen und Forschungsstudien", so schreibt es jedenfalls Marc Key im „Handbuch Immunchemische Färbemethoden" (Key 2003, Seite

---

42 Siehe hierfür Kapitel 2.4.10.

43 Bei einer aufsteigenden/absteigenden Alkoholreihe wird der Alkohol schrittweise mit destilliertem Wasser (Aqua dest.) verdünnt, z.B. bei 50% Alkohol: 1 Teil 100% Alk. + 1 Teil Aqua dest.

30). Direkt im Anschluss an diese einleitenden Worte zu seinem Artikel „Antigendemaskierung (Epitop-Retrieval)“ spricht er jedoch schon die Schattenseite des Verfahrens an: Durch die Formalinfixierung bleiben zwar einerseits die meisten zytomorphologischen Details und Antigenstrukturen sehr gut erhalten, doch kommt es andererseits zu chemischen Quervernetzungen innerhalb desselben Proteins und auch zwischen verschiedenen Proteinen. Dies kann zu Veränderungen in der dreidimensionalen Struktur der Proteine führen (Konformationsänderung), was letztendlich einen partiellen oder sogar vollständigen Verlust der Immunreaktivität zur Folge haben kann. Das Antigen oder genauer gesagt das Epitop (Bindungsstelle eines Antigens) gilt jetzt als „maskiert“, d.h. es kann schwerer oder auch gar nicht mehr von Immunzellen und Antikörpern erkannt werden (Farmilo und Stead 2003). Im Laufe der Jahre wurden viele verschiedene Methoden entwickelt, um den Verlust der Immunreaktivität nach einer Formalinfixierung wiederherzustellen.[44] Dieser Prozess wird als Antigendemaskierung oder auch als „Epitop-Retrieval“ bezeichnet. Als sehr effektiv hat sich die Hitzevorbehandlung in einem Zitronensäure-Puffer erwiesen. Diese Technik zur Antigendemaskierung wurde auch hier angewandt. Dazu wurden die entparaffinierten Schnitte zunächst in einen Zitronensäure-Puffer (10 mmol/l, pH 6.0) gelegt und daraufhin für 5 x 3 Minuten mit Mikrowellen behandelt.

***3. Auswahl einer Färbemethode:*** Je nachdem, welches Färbeverfahren man verwendet, müssen die Gewebeschnitte vor dem Auftragen der Primär-Antikörper (Iba-1, APP, Mac-3, B220, CD3, GFAP) unterschiedlich vorbehandelt werden (siehe Schritt 4 und 5). In diesem Versuch kamen zwei recht ähnliche Methoden zum Einsatz, auf die ich etwas genauer eingehen möchte.[45]

***3a. Alkalische-Phosphatase-und-Anti-Alkalische-Phosphatase-Methode (APAAP):*** Dieses Verfahren ist eine altbewährte Methode, bei der ein löslicher Enzym-Anti-

[44] Vgl. dazu Key, der in seinem 2003 erschienen Artikel „Antigendemaskierung (Epitop-Retrieval)“ die Problematik der Antigendemaskierung übersichtlich zusammenfasst (Key 2003).

[45] Die beiden angewandten immunhistochemischen Färbemethoden werden hier nur kurz und stark vereinfacht dargestellt. Für eine grundlegende Einführung in das Thema sei verwiesen auf: „Handbuch Immunchemische Färbemethoden“, 3. Auflage; hrsg. von Thomas Boenisch; DakoCytomation Corp., Carpinteria, CA, USA 2003. Dort wird das Grundprinzip der direkten und indirekten Antikörper-Färbemethoden dargelegt; darüber hinaus werden einige neuere Verfahren (PAP, APAAP, Streptavidin-Biotin, CSA, usw.) vorgestellt.

Enzym-Immunkomplex für die Farbreaktion eingesetzt wird. Ein Sekundär-Antikörper – häufig auch als „Brücken-Antikörper" bezeichnet – dient dabei als Bindeglied zwischen dem Primär-Antikörper und dem Enzym-Anti-Enzym-Immunkomplex. Bei dieser Färbemethode wird die hohe Affinität des Anti-Enzyms (also des gegen den Enzymkomplex gerichteten Antikörpers) für das Enzym (Alkalische Phosphatase) ausgenutzt. Es kommt zu „sensitiveren" und stabileren Bindungen als bei den herkömmlichen enzymkonjugierten Antikörper-Färbeverfahren (Boenisch 2003 a). Das bei axonaler Schädigung freigesetzte APP (amyloid precursor protein) wurde unter Ausnutzung der APAAP-Methode mit einer Neufuchsin-Färbung[46] sichtbar gemacht. Dabei überträgt die Alkalische Phosphatase Phosphatgruppen vom Substrat Naphtol-AS-Bi-Phosphat auf das Chromogen Neufuchsin. Dieses nimmt nun eine rötliche Färbung an (Mulisch und Welsch 2010).

***3b. Avidin-Biotin-Methode:*** Bei dieser Färbemethode macht man sich die hohe Affinität von Avidin (Hühnereiweiß) für Biotin zunutze. Ein biotinbeladener (biotinylierter) Sekundär-Antikörper[47] dient hier ebenfalls wieder als Bindeglied („Brücke") zwischen dem Primär-Antikörper und einem Avidin-Biotin-Enzymkomplex[48]. Das Enzym Meerrettichperoxidase reagiert mit dem Substrat Wasserstoffperoxid ($H_2O_2$) in der Substrat-Chromogenlösung. Das Chromogen Diaminobenzidin[49] (DAB) wird dabei oxidiert (es gibt Elektronen ab) und die bei der Reaktion frei gewordenen Protonen ($H^+$-Ionen) werden reduziert (sie nehmen jeweils ein abgegebenes Elektron auf). Durch die Oxidation des Diaminobenzidins bildet sich ein bräunlicher Farbniederschlag im Präparat (Mulisch und Welsch 2010). Diese Farbreaktion wurde für CD45R/B220, CD3, Mac-3, GFAP und Iba-1 umgesetzt.

***4. Blockierung der endogenen Peroxidaseaktivität:*** Wie bereits erwähnt, wird bei der Avidin-Biotin-Methode eine Peroxidase als Enzym eingesetzt. Die Schwierigkeit bei diesem Verfahren liegt allerdings darin, dass insbesondere Gewebeproben, welche vor der Fixierung durch die Diffusion von Blut „verunreinigt" wurden, häufig eine endogene Peroxidaseaktivität besitzen. Viele Hämoproteine besitzen nämlich eigene

---

[46] #105226; Merck, Darmstadt, Deutschland
[47] Amersham, Buckinghamshire, Vereinigtes Königreich
[48] Sigma-Aldrich, Taufkirchen, Deutschland
[49] Roche, Mannheim, Deutschland

Peroxidasen zum Schutz vor Sauerstoffradikalen (wie z.B. das Hämoglobin) (Boenisch 2003 b). Diese endogenen Peroxidasen sind ebenfalls in der Lage, mit der Substrat-Chromogenlösung zu reagieren und einen Farbumschlag im Präparat hervorzurufen. Daher ist es bei der Arbeit mit dieser Enzym-Klasse wichtig, die endogene Peroxidaseaktivität in dem formalinfixierten Gewebe nach Möglichkeit zu unterdrücken (Boenisch 2003 b). Diese „Unterdrückung" oder „Blockierung" geschieht in den meisten Fällen – und auch hier – durch eine etwa 10minütige Inkubation des Schnittes mit einer 3%igen Wasserstoffperoxid/PBS-Lösung[50]. Durch den Überschuss an Substrat ($H_2O_2$) kommt es zu einer Komplexbildung mit dem Enzym (Peroxidase), welche die katalytische Aktivität reversibel inhibiert (Boenisch 2003 c).

Diese Maßnahme ist bei der APAAP-Methode, welche anstatt der Peroxidase eine Alkalische Phosphatase verwendet, verständlicherweise nicht notwendig. Daher entfällt dieser Schritt beim Nachweis des APP (amyloid precursor protein). Um allerdings die Aktivität endogener alkalischer Phospatasen zu unterdrücken, muss Levamisol zur Substratlösung hinzugefügt werden (siehe Schritt 9).

***5. Zugabe des Verdünnungspuffers:*** Der Verdünnungspuffer bestand bei allen Schnitten, die mit der Avidin-Biotin-Methode behandelt wurden (CD45R/B220, CD3, Mac-3, GFAP und Iba-1), aus einer 10%igen FCS/PBS-Lösung[51]. Der Proteinzusatz in Form des FCS[52] zum Verdünnungsmedium hat den Zweck, unspezifische Bindungen der Primär-Antikörper an verwandte Proteinstrukturen zu verhindern. Unter Umständen können diese Bindungen zu einer sehr starken Hintergrundfärbung führen, welche dann die eigentlich gesuchte Antikörper-Antigen-Bindung überdeckt und maskiert (Boenisch 2003 b).

Bei der APAAP-Methode wurde anstelle von FCS/PBS eine 10%ige FCS/TBS-Lösung[53] zum Verdünnen gewählt. Phosphatpuffer wie PBS hemmen nämlich die Aktivität alkalischer Phosphatasen (Boenisch 2003 a).

---

[50] PBS steht für „phosphate-buffered saline" (*deutsch:* phosphatgepufferte Kochsalzlösung).

[51] FCS steht für „fetal calf serum" (*deutsch:* fetales Kälberserum).

[52] FCS enthält BSA („bovine serum albumine", *deutsch:* Rinderserumalbumin). Dieses Protein konkurriert sehr stark mit IgG um hydrophobe Bindungstellen und „blockiert" so unspezifische Bindungen der Antikörper.

[53] TBS steht für „tris-buffered saline" (*deutsch:* dreifach gepufferte Kochsalzlösung).

***6. Zugabe der Primär-Antikörper:*** Nach den oben erwähnten Vorbehandlungen konnten die Primär-Antikörper nun entweder über Nacht bei 4°C (Iba-1) oder für 90 Minuten bei Raumtemperatur (APP, Mac-3, B220, CD3, GFAP) in den in Klammern aufgeführten Konzentrationen der Lösung hinzugefügt werden. In diesem Versuch wurden die folgenden Primär-Antikörper eingesetzt:

- Anti-Maus CD45R/B220 (1:200) von der Ratte zur Markierung der B-Zellen[54]
- Anti-Mensch CD3 (1:200) von der Ratte zur Markierung der T-Zellen[55]
- Anti-Maus Mac-3 (1:200) von der Ratte zur Markierung der Makrophagen[56]
- Anti-GFAP (Glial-Fibrillary-Acidic-Protein; 1:1000) vom Kaninchen zur Markierung der Astrozyten[57]
- Anti-Iba-1 (Ionized-Calcium-Binding-Adaptor-Molecule-1; 1:100) vom Kaninchen zur Markierung aktivierter Mikrogliazellen[58]
- Anti-APP (Amyloid-Precursor-Protein; 1:2000) von der Maus zur Markierung axonaler Schäden[59]

***7. Zugabe der Sekundär-Antikörper:*** Nach Ablauf der Inkubationszeit und gründlichem Spülen konnten die jeweiligen Sekundär-Antikörper („Brücken-Antikörper") aufgetragen werden.

***8. Zugabe der Enzymkomplexe:*** Die oben beschriebenen Enzymkomplexe (Avidin-Biotin oder APAAP) wurden in die Lösung gegeben und für ca. 45-60 Minuten inkubiert.

***9. Zugabe der Substrat-Chromogenlösung:*** Durch Zugabe der Substrat-Chromogenlösung wurde die Farbreaktion eingeleitet. Die Substratlösung mit Neufuchsin zum Nachweis des APP (amyloid precursor protein) enthielt zusätzlich zu Substrat (Naphtolphosphat) und Chromogen (Neufuchsin) noch Levamisol. Dies ist notwendig, um endogene alkalische Phosphatasen zu blockieren (Boenisch 2003 b).

---

[54] PharMingen/BD Biosciences, Heidelberg, Deutschland
[55] Serotec, Düsseldorf, Deutschland
[56] PharMingen/BD Biosciences, Heidelberg, Deutschland
[57] DAKO, Glostrup, Dänemark
[58] Wako, Neuss, Deutschland
[59] Chemicon, Temecula, CA, USA

Die Aktivität der hier als Markerenzym eingesetzten intestinalen Alkalischen Phopshatase (AP) wird davon jedoch nicht beeinträchtigt (Mulisch und Welsch 2010).

***10. Gegenfärbung mit Hämalaun, Spülung mit destilliertem Wasser und Eindecken mit Immu-Mount:*** Diese letzten Schritte waren wiederum für beide Methoden identisch. Die Gegenfärbung mit Hämalaun (siehe auch Kapitel 2.4.8) dient der Orientierung im Präparat. Dadurch werden insbesondere Kernstrukturen (DNA, RNA) und das endoplasmatische Retikulum sichtbar gemacht. Als Eindeckmedium wurde Immu-Mount[60] gewählt. Eindeckmittel härten an der Luft aus und dienen der Konservierung von Präparaten für viele Jahre (kein Verblassen der Farben, kein Hintergrundleuchten, etc.). Sie werden zwischen Deckglas und Objektträger gegeben (Lüllmann-Rauch 2003).

***11. Kontrollschnitte:*** Kontrollschnitte bzw. Kontrollpräparate werden in der Histologie und Immunhistochemie regelmäßig zur Qualitätskontrolle und zur Optimierung von experimentellen Methoden eingesetzt. Vorrangig geht es dabei um die Vermeidung von falsch-positiven Signalen (Mulisch und Welsch 2010). Auch in diesem Versuch durchliefen die Kontrollen einen identischen Herstellungsprozess (Fixierung, Paraffineinbettung, Antigendemaskierung, Lagerung, etc.) wie die „regulären" Präparate, jedoch wurden sie nicht mit Primär-Antikörpern inkubiert (siehe Schritt 6). Lediglich die Sekundär-Antikörper wurden in einem Zwischenschritt hinzugegeben. Dies hatte zur Folge, dass die Bindung des Enzym-Komplexes an die zu färbenden Strukturen bzw. Proteine ausblieb und im Präparat lediglich die Gegenfärbung zu erkennen war. Dieses Verfahren bezeichnet man als negative Kontrolle. Das „reguläre" Färbeverfahren hingegen als positive Kontrolle. Werden nun trotz Abwesenheit der Primär-Antikörper bestimmte Bereiche im Präparat angefärbt, deutet dies entweder auf Fehler in der Verarbeitung der Gewebeproben hin oder es zeigt, dass die verwendeten Antikörper unspezifisch für ihr Zielantigen sind. In jedem Fall sollte dann mit einer umsichtigen Fehlersuche begonnen werden.

---

[60] Serva, Heidelberg, Deutschland

### 2.4.7 Apoptose und In-situ-tailing

Einer der letzten Schritte des apoptotischen Prozesses ist der Abbau chromosomaler DNA durch zelleigene Endonukleasen (Elmore 2007). Die dabei entstehenden DNA-Fragmente können nun mittels „In-situ-tailing“ (IST) – auch als „TUNEL-(Terminal dUTP Nick End-Labeling)-Methode“ bezeichnet – markiert und über eine Enzymreaktion gefärbt werden. Das Verfahren wurde Anfang der 90er Jahre des letzten Jahrhunderts zur Identifizierung apoptotischer Zellen in Gewebeschnitten entwickelt (Gavrieli et al. 1992), seitdem weiter verfeinert und kontinuierlich verbessert (Negoescu et al. 1996). Recht früh erkannte man jedoch, dass die TUNEL-Methode alleine eine recht hohe Fehlerquote (geringe Spezifität) besitzt (Grasl-Kraupp et al. 1995), da es auch bei anderen nicht-apoptotischen Vorgängen in einer Zelle zur Spaltung von DNA kommt (Autolyse, Nekrose, DNA-Reparatur, Gen-Transkription) und diese Fragmente dann fälschlicherweise über die TUNEL-Methode markiert werden (Gerber et al. 2001, Elmore 2007). Daher ist es sehr wichtig und nahezu unerlässlich, eine zweite Methode zur Identifizierung apoptotischer Zellen heranzuziehen (Elmore 2007). Oftmals – und auch so hier geschehen – wird dann unter dem Mikroskop nach den „klassischen“ morphologischen Veränderungen gesucht, die jede Zelle während der Apoptose durchläuft. Zu diesen morphologischen Kriterien gehören vor allem ein verdichteter, zusammengeballter, kleiner Zellkern sowie ein schmaler Zytoplasmasaum. Eventuell sichtbare apoptotische Körper oder Kernfragmentierungen lassen dann meist keinen Zweifel mehr, dass es sich um eine apoptotische Zelle handelt (Gerber et al. 2001, Tauber et al. 2005, Mattiesen 2008). Eine Zelle wurde also nur dann als apoptotisch eingestuft, wenn sie zusätzlich zu einer positiven Farbreaktion im in-situ-tailing (IST) auch die soeben erwähnten morphologischen Kriterien[61] erfüllen konnte.

*Prinzip:* Wie zu Anfang des Kapitels bereits erwähnt, geht es bei der TUNEL-Methode darum, die beim apoptotischen Zerfall einer Zelle auftretenden DNA-Spaltprodukte enzymatisch nachzuweisen. Dadurch kann indirekt auf einen apoptotischen Vorgang im Zellinneren geschlossen werden. Das Verfahren basiert auf der terminalen desoxynukleotidyl-Transferase (TdT), welche dazu benutzt wird, um

[61] Vgl. hierzu auch Kapitel 2.4.9, in dem etwas genauer auf die mikroskopische Untersuchung der Präparate eingegangen wird.

ein speziell markiertes Desoxyuridintriphosphat (dUTP) an das 3'-Hydroxyethyl-Ende der DNA-Fragmente zu transferieren. In diesem Experiment waren die Nukleotidbausteine an Digoxigenin gekoppelt, wogegen wiederum die enzymtragenden Anti-Digoxigenin-Primärantikörper gerichtet waren. Als Enzym wurde eine alkalische Phosphatase (AP) verwendet, welche nun ihr Substrat 5-Bromo-4-Chlorid-3-Indolylphosphat (BCIP) dephosphorylieren konnte. Das entstandene 5-Bromo-4-Chlorid-Indolyl reduzierte nun seinerseits den zweiten Farbstoff 4-Nitroblue-Tetrazoliumchlorid (NBT), wodurch die Zelle intensiv dunkelblau/schwarz gefärbt wurde (Mattiesen 2008).

_Methode:_ Ähnlich der „klassischen" Immunhistochemie müssen die 2 µm dicken Gewebeschnitte zuerst entparaffiniert und rehydriert werden. Dies erfolgte – wie bereits in Kapitel 2.4.6 beschrieben – in einer absteigenden Alkoholreihe. Nach der Spülung mit destilliertem Wasser und Zugabe des Puffers TBS[62] konnte mit der eigentlichen Vorbehandlung begonnen werden. Einer der Hauptnachteile der TUNEL-Technik besteht nämlich darin, dass die DNA-Stränge im Kern relativ unzugänglich für enzymatische Reaktionen sind. Dies liegt an der proteinreichen Umgebung, in welcher sie sich befinden. Aus diesem Grund und weil der Prozess der Gewebeeinbettung und Fixierung zu Quervernetzungen unter eben jenen Kern-Proteinen führen kann, wurden diverse Vorbehandlungen (chemisch, Hitzeeinwirkung, proteolytische Enzyme) entwickelt, um die Sensitivität der Methode zu verbessern (Negoescu et al. 1996). In diesem Versuch wurden die Gewebeschnitte mit Hilfe von 50 µg/ml des proteolytischen Enzyms Proteinase K[63] für 15 Minuten bei 37°C in einer feuchten Kammer „angedaut". Nach einer Spülung mit eiskaltem TBS konnte schließlich die eigentliche „Tailing-Mixtur"[64] hinzugegeben werden. Diese Mixtur enthielt 10 µl Tailing-Puffer, 1 µl Digoxigenin DNA labeling mix, 2 µl Kobaltchlorid, 0.5 µl (=12.5 U) TdT (terminale desoxynukleotidyl-Transferase) sowie 36,5 µl doppelt destilliertes Wasser ($H_2O$ bidest.), was ein Gesamtvolumen von 50 µl pro Schnitt ergibt. Die Inkubation mit der Mixtur dauerte 60 Minuten und wurde ebenfalls bei 37°C in einer feuchten Kammer

[62] Als Pufferlösung wurde wiederum TBS (tris-buffered saline) verwendet, da auch hier die Farbreaktion über das Enzym „Alkalische Phosphatase" erfolgt (vgl. Schritt 4 in Kapitel 2.4.6).
[63] Sigma-Aldrich, Taufkirchen, Deutschland
[64] Roche, Mannheim, Deutschland

durchgeführt. Daraufhin folgte wiederum ein Waschschritt mit TBS und eine 15minütige Inkubation der Präparate mit 10%igem FCS zur Blockade unspezifischer Bindungen.[65] Folgender Primär-Antikörper, gelöst in 10%igem FCS (1:250), wurde nun bei 37°C für 60 Minuten auf die Schnitte aufgetragen:

- Anti-Digoxigenin-Alkalische-Phosphatase (1:250) vom Schaf zur Markierung des an dUTP gekoppelten Digoxigenins[66]

Die Farbreaktion (schwarz/dunkelblau) entwickelte sich unter Zugabe des Chromogens 4-Nitroblue-Tetrazoliumchlorid/5-Bromo-4-Chlorid-3-Indolylphosphat[67] (NBT/BCIP). Die ca. 10minütige Gegenfärbung erfolgte mit Kernechtrot[68]. Im Gegensatz zur Färbung mit Hämalaun (blauviolett) erscheinen die Kerne dabei rötlich, was dem Untersucher einen guten Kontrast zur schwarz/dunkelblauen Farbe der apoptotischen Zellen ermöglicht. Zum Eindecken wurde Immu-Mount[69] verwendet.

### 2.4.8 Histologische Färbungen

In der Immunhistochemie (siehe Kapitel 2.4.6) und beim In-situ-tailing (siehe Kapitel 2.4.7) wurden Antikörper zur Darstellung bestimmter Zellpopulationen (B-Zellen, T-Zellen, Makrophagen, Mikroglia, Astrozyten), axonaler Schäden sowie apoptotischer Prozesse eingesetzt. Dieses Kapitel beschäftigt sich hingegen mit zwei recht gebräuchlichen histologischen Färbungen (HE und LFB-PAS), welche insbesondere eine bessere Differenzierung einzelner Zell- und Gewebestrukturen ermöglichten. Die bereits erwähnten Gegenfärbungen mit Hämalaun (in der Immunhistochemie) und Kernechtrot (beim In-situ-tailing) dienten vor allem einer klaren Abgrenzung der Zellkerne von den sie umgebenden Strukturen. Dadurch konnte die Orientierung im Präparat entscheidend verbessert werden. Auf sie wird ebenfalls in diesem Kapitel etwas genauer eingegangen.

***Übersichtsfärbung mit Hämalaun-Eosin (HE):*** Diese histologische Standardfärbung wurde speziell zur Darstellung nekrotischer Areale und des Ependyms verwendet.

---

[65] Vgl. Schritt 4 in Kapitel 2.4.6.
[66] Roche, Mannheim, Deutschland
[67] Roche, Mannheim, Deutschland
[68] Roche, Mannheim, Deutschland
[69] Serva, Heidelberg, Deutschland

*Prinzip:* Durch die Färbeeigenschaften des kationischen$^{(+)}$ Hämalauns (basisch) werden anionische$^{(-)}$, also saure Zellkomponenten wie DNA, RNA und das ER (Endoplasmatisches Retikulum) blauviolett gefärbt. Eosin wiederum, ein saurer Farbstoff, wird dagegen vor allem zur Zytoplasmafärbung (viele basische Proteine) eingesetzt (Lüllmann-Rauch 2003).

*Methode:* Bevor mit der eigentlichen Färbung begonnen werden kann, müssen die Schnitte zuerst entparaffiniert und rehydriert werden. Dieses Verfahren wurde bereits unter Schritt 1 in Kapitel 2.4.6 beschrieben. Danach folgte die Kernfärbung mit Hämalaun für 5-10 Minuten. Als Hämalaun wird ein Aluminiumion-Farbstoffkomplex bezeichnet, der zuerst aus Hämatoxylin hergestellt werden muss (oder genauer gesagt aus Hämatein, dem Oxidationsprodukt von Hämatoxylin) (Lüllmann-Rauch 2003, Mulisch und Welsch 2010). Hämalaun kann auf viele verschiedene Arten präpariert werden (siehe Mulisch und Welsch 2010). Hier wurde Mayers Hämalaunlösung[70] verwendet. Nach einer kurzen Spülung in destilliertem Wasser wurde der recht saure pH-Wert des Hämalauns durch gründliches Waschen (ca. 10 Minuten) in fließendem Leitungswasser wieder angehoben. Dies wird als „Bläuen" bezeichnet. Als nächstes erfolgte die Überfärbung in Eosin Y[71] (Eosin yellow, Eosin gelblich) für ca. 5 Minuten. Danach wurde – wie ebenfalls schon in Kapitel 2.4.5 beschrieben – das Präparat in einer aufsteigenden Alkoholreihe bis hin zu 100% Alkohol entwässert, der Alkohol mit Xylol wieder verdrängt und der Schnitt schließlich mit DePeX[72] eingedeckt.

*Ergebnis:* Die Zellkerne im Präparat erscheinen blau, das Zytoplasma dagegen rot.

***Markscheidenfärbung mit Luxol Fast Blue und Periodic acid-Schiff (LFB-PAS):*** Dieses Färbeverfahren kombiniert im Prinzip drei Einzelfärbungen miteinander, nämlich die Luxol-Fast-Blue-Färbung (LFB), die Periodsäure-Schiff-Reaktion (PAS) und eine Gegenfärbung mit Hämalaun.

*Prinzip:* Durch den Prozess der Paraffineinbettung wird die komplexe Myelinschicht der Oligodendrozyten im Zentralnervensystem (ZNS) sowie die der Schwannschen

[70] #1.09249.0500; Merck, Darmstadt, Deutschland
[71] #1.15935.0025; Merck, Darmstadt, Deutschland
[72] Thermo Scientific, Pittsburgh, Pennsylvania, USA

Zellen im peripheren Nervensytem (PNS) größtenteils zerstört. Zurück bleibt ein als Neurokeratin bekanntes Lipoproteingerüst. Der Fabstoff Luxol Fast Blue (Luxolblau, Luxol-Echt-Blau) färbt spezifisch diese Neurokeratinreste der Myelinscheiden. Chemisch gesehen ist Luxol Fast Blue ein basisches Kupfer-Phthalocyanin mit einer dem Hämoglobin ähnlichen Ringstruktur, was in saurer, ethanolischer Lösung starke Verbindungen mit den zu färbenden Gewebsstrukturen eingehen kann (Mulisch und Welsch 2010).

Die PAS-Färbung hingegen basiert auf der Kombination von Periodsäure ($HIO_4$) und Schiffschem Reagenz. Durch Oxidation von OH-Gruppen in kohlenhydratreichen Makromolekülen (Glykogene, Muzine, Glykoproteine und Glykolipide) entstehen Aldehydgruppen, welche mit dem Schiffschen Reagenz (fuchsinschweflige Säure) eine Farbreaktion eingehen (Lüllmann-Rauch 2003).

Die Gegenfärbung mit Hämalaun wird im Anschluss an die Luxol-Fast-Blue-Färbung durchgeführt und ist weiter unten beschrieben.

Methode: Der erste Schritt, die Entparaffinierung, wurde diesmal nur bis zu 90%igem Alkohol durchgeführt. Danach wurden die Gewebeschnitte direkt in die LFB-Färbelösung gelegt und bei 60°C über Nacht (12 Stunden) inkubiert. Am nächsten Tag folgte die Differenzierung in 0,05%iger Lithiumcarbonatlösung (3-10 Sekunden) sowie in 70%igem Alkohol. Nach dem Abspülen in Aqua dest. konnte mit der PAS-Färbung begonnen werden. Hierzu wurden die Präparate für ca. 5 Minuten mit 1%iger Periodsäure umgeben. Nach gründlichem Waschen unter fließendem Leitungswasser (ca. 5 Minuten) und erneutem Abspülen in destilliertem Wasser wurden die Proben für 20 Minuten mit dem Schiffschen Reagenz[73] inkubiert. Hierbei ist es von entscheidender Bedeutung, das Abspülen in destilliertem Wasser sehr gründlich durchzuführen, da das Schiffsche Reagenz sonst mit dem Leitungswasser vorzeitig reagiert. Die Farbreaktion soll nämlich erst nach Ablauf der 20 Minuten durch 5minütiges Spülen in Leitungswasser gestartet werden. Zu guter Letzt folgte die Kernfärbung in Mayers Hämalaun[74] (für ca. 2 Minuten). Die nun folgenden Schritte sind mit den bereits in der

[73] Sigma-Aldrich, Taufkirchen, Deutschland
[74] Merck, Darmstadt, Deutschland

HE-Färbung beschriebenen identisch (Bläuen in Leitungswasser, Dehydrierung durch Alkohol, Xylol, Eindecken mit DePex). Lediglich die Färbung mit Eosin Y wurde diesmal ausgelassen.

Ergebnis: Dank dieser Dreifachkombination aus LFB, PAS und Hämalaun wird dem Untersucher die Differenzierung neuronaler Strukturen deutlich erleichtert. Markscheiden (Myelin) stellen sich beispielsweise durch die LFB-Methode türkisblau dar. Glykogen, Cellulose sowie Glykolipide strahlen durch die PAS-Färbung magenta-rot und Hämalaun färbt die Zellkerne bekanntermaßen blauviolett (siehe HE-Färbung oben). Vorrangiges Ziel dieser aufwändigen Färbemethode war es, eine Demyelinisierung neuronaler Axone sichtbar zu machen.

***Gegenfärbung der Zellkerne mit Hämalaun:*** In der Immunhistochemie und bei der LFB-PAS-Färbung kam diese einfache Gegenfärbung zum Einsatz. Der durch die bläulich gefärbten Zellkerne erzeugte starke Kontrast erleichtert dem Untersucher eine deutliche Abgrenzung der einzelnen Strukturen.

Methode: Die Methode wurde bereits bei der HE- und LFB-PAS-Färbung beschrieben. Das Präparat wird für etwa 5-10 Minuten in die Hämalaunlösung gelegt, eventuell überschüssiger Farbstoff durch Aspülen in Aqua dest. oder in 0,1%iger HCl wieder entfernt, und schließlich wird die Farbe durch das „Bläuen“ fixiert (Mulisch und Welsch 2010).

***Gegenfärbung der Zellkerne mit Kernechtrot-Aluminiumsulfat:*** Die Kernechtrot-Aluminiumsulfat-Färbung wurde ausschließlich als Gegenfärbung zum in-situ-tailing verwendet (siehe Kapitel 2.4.7). Wie bereits dort erwähnt, wird diese Färbung häufig nach histochemischen Reaktionen verwendet, um die entstandenen schwarz gefärbten Reaktionsprodukte durch rote Zellkerne zu kontrastieren (Mulisch und Welsch 2010).

Methode: Die Methode ist vergleichsweise einfach. Die Schnitte werden für 5-10 Minuten bei Raumtemperatur gefärbt, in Aqua dest. gespült, mit einer aufsteigenden Alkoholreihe entwässert, mit Xylol auf das Intermedium vorbereitet und schließlich eingedeckt.

### 2.4.9 Die Arbeit am Mikroskop

Zur Untersuchung der gefärbten Gewebeschnitte wurde ein Olympus BX 51 TF Lichtmikroskop[75] bei 2x bis 60x Vergrößerung eingesetzt. Das Gerät besitzt eine integrierte Digitalkamera[76] und kann über Kabel mit einem herkömmlichen Computer verbunden werden. Somit war es möglich, alle Aufnahmen zu fotografieren, diese mittels einer Bildanalyse-Software[77] in aller Ruhe zu vermessen und auf dem Computer zur Dokumentation zu speichern. Alle mikroskopischen Arbeiten – wie beispielsweise die Überprüfung von Färbung und Gegenfärbung, die Zellzählung und die Vermessung der Hirnareale – wurden von einem „verblindeten" Untersucher durchgeführt. Diesem war also nicht bekannt, ob das vor ihm liegende Präparat zur OspC-Gruppe oder zur Kontroll-Gruppe gehörte.[78] Dadurch konnte die Gefahr, die Schnitte mit einer gewissen Erwartungshaltung zu betrachten, vermieden werden.

Bei einem ersten Blick durch das Mikroskop wurde auf die korrekte Färbung des Hirngewebes geachtet So durfte in den Negativ-Kontrollen beispielsweise nur die Gegenfärbung zu erkennen sein, wohingegen in den Positiv-Kontrollen zumindest einige markierte Zellen auftauchen sollten. Nach dieser Qualitätskontrolle konnte mit der eigentlichen Arbeit begonnen werden: Die mit HE und LFB-PAS gefärbten Schnitte wurden nach Gewebeschäden und strukturellen Auffälligkeiten abgesucht. Das Zählen der mittels Immunhistochemie und In-situ-tailing markierten Zellen konzentrierte sich auf die Ependym-Hirn-Grenze aller Ventrikel, den frontalen Neokortex, den Hippokampus und den Hirnstamm. Eine Zelle galt jedoch nur dann als apoptotisch, wenn sie – wie bereits in Kapitel 2.4.7 beschrieben – neben einer positiven Farbreaktion im In-situ-tailing auch die typischen morphologischen Kriterien (dichter und zusammengeballter Kern, schmaler Zytoplasmasaum) zeigte. Nach sorgfältiger Durchsicht aller Präparate konnte mit der statistischen Auswertung begonnen werden. Diese wurde für die B-Zellen, T-Zellen, Makrophagen, Astrozyten, Mikrogliazellen sowie die apoptotischen Zellen quantitativ durchgeführt. Die Stärke des axonalen Schadens wurde jedoch anhand eines semiquantitativen Punktesystems erfasst (**Tabelle 2**):

---

[75] Systemmikroskop für die Materialforschung BX 51 TF; Olympus, Hamburg, Deutschland
[76] ColorView II Kamera Set; Olympus, Hamburg, Deutschland
[77] AnalySIS Doku Ver. 3.2; Soft Imaging System GmbH, Münster, Deutschland
[78] Zur Gruppeneinteilung und dem Versuchsaufbau vgl. Kapitel 2.4.2.

| Stärke des axonalen Schadens | Punkte |
|---|---|
| keinerlei Schäden im Präparat erkennbar oder nur einzelne Axone betroffen | 0 |
| minimale Schäden im Präparat erkennbar (1-2 Läsionen) | 1 |
| moderate Schäden im Präparat erkennbar (3-4 Läsionen) | 2 |
| schwere Schäden im Präparat erkennbar (>4 Läsionen) | 3 |

**Tabelle 2:** Semiquantitative Skala zur Beurteilung des axonalen Schadens.

Beim Mikroskopieren wurde besonderes Augenmerk auf zwei Hirnregionen gelegt: den hippokampalen Gyrus dentatus und die subventrikuläre Zone des Seitenventrikelunterhorns (SVZ). Dank der in das Mikroskop integrierten Bildanalyse-Software war es möglich, in beiden Regionen Längen- bzw. Flächengrößen zu ermitteln und diese in Bezug zur jeweils gezählten Zellpopulation zu setzen. Die Gründe für diese aufwändige Vorgehensweise sollen im Folgenden erläutert werden: Nach dem aktuellen Stand der Forschung gehören der Gyrus dentatus und die SVZ zu den wenigen Orten im menschlichen Körper, in denen adulte Neurogenese möglich ist (Zhao et al. 2008, Mattiesen 2008, Imayoshi et al. 2009, Ma et al. 2009, Beukelaers et al. 2012). Unter dem Begriff der adulten Neurogenese versteht man das Wachstum und die Integration neuer Neurone in ein bereits ausgewachsenes zentrales Nervensystem (Kempermann et al. 2004, Zhao et al. 2008) – also einen komplizierten Prozess, der lange Zeit in der Wissenschaftswelt als unvorstellbar galt (Gross 2000). Wir wissen heute, dass der programmierte Zelltod, die Apoptose, nicht nur ein rein physiologischer Vorgang ist, sondern dass diese Form des Zelluntergangs auch einen wesentlichen Bestandteil des pathogenetischen Prozesses zahlreicher Krankheitsbilder darstellt (Elmore 2007). Zu diesen Krankheitsbildern gehören viele nicht-infektiöse neurologische Erkrankungen, wie beispielsweise Amyotrophe Lateralsklerose, Chorea Huntington, Demenz vom Alzheimer-Typ oder Morbus Parkinson (Kermer et al. 2004, Elmore 2007). Aber auch bakterielle Hirnhautentzündungen – so belegen Forschungsarbeiten – können zum apoptotischen Zelluntergang im Gyrus dentatus führen (Zysk et al. 1996, Nau et al. 1999, Gerber et al. 2001, Mook-Kanamori et al. 2012). Bislang konnte dies jedoch noch nicht für Borrelien oder deren Bestandteile gezeigt werden. Möglicherweise gehören sowohl Neurogenese als auch Apoptose zu einem hirneigenen regenerativen Mechanismus. Ein verstärktes Auftreten beider Prozesse konnte jedenfalls im Mausmodell nach Streptokokken-Meningitis und im Menschen nach hypoxischem Hirnschaden beobachtet werden (Gerber et al. 2003, Mattiesen 2008). Aus Zellkulturexperimenten mit SH-SY5Y-Neuroblasten lässt sich desweiteren der Verdacht herleiten, dass durch Borrelia burgdorferi aktivierte Mikrogliazellen eine toxische Wirkung auf Neurone haben und so deren apoptotischen Untergang einleiten (Myers et al. 2009). Daher wurde auch in diesen beiden Hirnregionen über die Färbung von Iba-1-exprimierenden Zellen nach aktivierten Mikrogliazellen gesucht. Die Berechnungen für die jeweilige Hirnregion werden nachfolgend beschrieben. Von jeder Maus wurden hierzu drei Frontalschnitte untersucht.

***Die Berechnung der Zelldichte im Gyrus dentatus:*** Anatomisch gesehen besteht der Gyrus dentatus aus dem außen liegenden Stratum moleculare, dem in der Mitte liegenden Stratum granulosum (Körnerzellschicht) und dem innen liegenden Stratum subgranulosum (subgranuläre Zone) (Trepel 2004, Mattiesen 2008). Unter Einsatz der Bildanalyse-Software konnten die Körnerzellschicht und die subgranuläre Zone vermessen werden. Alle in diesen beiden Arealen des Gyrus dentatus entdeckten Zellen wurden gezählt und ihre Dichte [Zellen/mm$^2$] nach folgendem Schema errechnet:

Anzahl der Astrozyten [GFAP] in der Körnerzellschicht und in der subgranulären Zone / Gesamtfläche beider Areale [mm$^2$]

Anzahl der Mikrogliazellen [Iba-1] in der Körnerzellschicht und in der subgranulären Zone / Gesamtfläche beider Areale [mm$^2$]

Anzahl der apoptotischen Zellen [In-situ-tailing] in der Körnerzellschicht und in der subgranulären Zone / Gesamtfläche beider Areale [mm$^2$]

***Die Berechnung der Zellen/mm Seitenlänge in der SVZ:*** Zur Analyse der Zellzahl in der subventrikulären Zone des Seitenventrikelunterhorns wurden alle positiv gefärbten Mikrogliazellen (Iba-1) innerhalb eines Bereichs von 50 µm lateral der Seitenventrikel erfasst und deren Anzahl pro Millimeter Seitenlänge der SVZ berechnet. Der Grenzbereich von Ventrikelraum und dem eigentlichen Hirngewebe wurde also mit dem Mikroskop abgefahren, die Iba-1-markierten Zellen bis zu einer Tiefe von 50 µm gezählt und deren Anzahl pro Millimeter abgefahrener Strecke (Seitenlänge) dargestellt:

| Anzahl der Mikrogliazellen [Iba-1] 50 µm lateral der Seitenventrikel / Seitenlänge der SVZ [mm] |
|---|

### 2.4.10 Die Entzündungsmediatoren TNF-α und CXCL13

Der eingefrorene Teil des rechten Frontallappens und das Kleinhirn wurden zur Messung der TNF-α- und CXCL13-Spiegel in einem 1:10 gelösten Lyse-Puffer[79] homogenisiert. Das Homogenat wurde daraufhin mit den bereits in Kapitel 2.3.2 beschriebenen Enzym-Immuntests untersucht.

## 2.5 Statistische Methoden

Dieses Kapitel beschäftigt sich mit den statistischen Methoden, die zur Auswertung der Versuchsergebnisse herangezogen wurden. Im Großen und Ganzen muss wiederum zwischen den Experimenten in vivo und in vitro unterschieden werden. Alle statistischen Berechnungen wurden mit dem Computer-Programm GraphPad Prism Version 5.01 für Windows[80] durchgeführt. Dabei erfolgte die graphische Darstellung parametrischer Daten als Mittelwert ± Standardabweichung und jene nicht-parametrischer Daten als Median + Interquartilabstand. Es wurde – wie bei der Verwendung von zweiseitigen Tests üblich – ein Signifikanzniveau von $\alpha = 5\%$ festgelegt. Somit galten p-Werte kleiner oder gleich 0,05 als statistisch signifikant.

***Testverfahren und Hypothesen in vivo:*** Bei der statistischen Auswertung aller in diesem Experiment angewandten Testverfahren wurden stets zwei Gruppen von Versuchstieren miteinander verglichen, nämlich die Kontroll-Gruppe (n = 8 Tiere) einerseits mit der OspC-Gruppe andererseits (n = 10 Tiere). Als Nullhypothese wird angenommen, dass es keinen Unterschied zwischen der OspC- und der Kontrollgruppe gibt. Die Gegen- oder Alternativhypothese lautet demzufolge, dass es irgendeinen Unterschied zwischen den beiden Gruppen gibt. Es ist in diesem Fall von einer ungerichteten Alternativhypothese auszugehen, da das nötige Vorwissen fehlt, um eine

---
79 EZBRAIN42; The Genetics Company, Schlieren, Schweiz
80 GraphPad Software, San Diego, CA, USA

sichere Aussage in eine Richtung (Verbessert oder verschlechtert die OspC-Infusion die Fähigkeiten der Tiere?) machen zu können (Bortz 2005). Aufgrund der relativ kleinen Gruppengröße von 8-10 Tieren konnte nicht von einer Normalverteilung der Ergebnisse ausgegangen werden. Beide Gruppen wurden außerdem als unabhängig voneinander betrachtet. Somit erschien der zweiseitige U-Test von Mann-Whitney für einen Vergleich der beiden Gruppen angebracht (Bortz 2005). Die folgenden Datensätze wurden mit diesem Test ausgewertet:

- alle neuropsychologischen und motorischen Testverfahren (Morris-Wasserlabyrinth, Rotarod, Seiltest)
- der Gewichtsverlauf
- die Berechnungen zur Zelldichte und Zellverteilung im hippokampalen Gyrus dentatus sowie in der subventrikulären Zone des Seitenventrikelunterhorns (SVZ)
- Beurteilung des axonalen Schadens in den Präparaten
- die TNF-α- und CXCL13-Messungen in den Gewebehomogenaten

Die Mikroglia-Aktivierung über den Marker Iba-1 konnte nicht nach Mann-Whitney ausgewertet werden, da es sich hierbei um eine nominelle Skala (Zelle wurde aktiviert oder nicht aktiviert) handelt. Beide Gruppen wurden hier durch den exakten Fisher-Test statistisch miteinander verglichen (Bortz 2005).

***Testverfahren und Hypothesen in vitro:*** Alle statistischen Berechnungen wurden bei den in-vitro-Experimenten mit einem zweiseitigen T-Test durchgeführt (Bortz 2005). Die Hypothesen zielten immer auf einen Vergleich der stimulierten mit den unstimulierten Proben oder auf einen Vergleich einzelner Konzentrationen (Inkubation mit oder ohne Polymyxin B) ab. Da es sich hierbei um parametrische Daten handelte (große Gruppen, Versuch wurde nicht nach 90 Sekunden – wie beim Morris-Wasserlabyrinth – abgebrochen), erfolgte die graphische Darstellung als Mittelwert ± Standardabweichung.

# 3 ERGEBNISSE

Die Versuchsergebnisse gliedern sich in die zwei Bereiche in vitro (Kapitel 3.1) und in vivo (Kapitel 3.2). Die diesbezüglichen Tabellen, Abbildungen und statistischen Berechnungen zu den Versuchen finden sich im folgenden Teil der Arbeit. Eine ausführliche Interpretation der Ergebnisse liefert das nachfolgende Kapitel 4.

## 3.1 Die Stimulation primärer Mikrogliazellen durch Bestandteile von Borrelia burgdorferi

Bei den in-vitro-Versuchen mit den Borrelienbestandteilen OspC und VlsE wurde die Stärke der Mikroglia-Aktivierung anhand der Freisetzung von Nitrit, einem der stabilen Reaktionsprodukte von Stickstoffmonoxid, erfasst. Insbesondere die hier vorliegenden Ergebnisse der Stimulation mit OspC waren – mangels genauerer Angaben in der Literatur – wichtige Anhaltspunkte zur Vorbereitung auf den Tierversuch mit C57BL/6-Mäusen. Die dort für die 28-tägige intraventrikuläre Infusion verwendeten Konzentrationen an OspC orientierten sich an den Beobachtungen, welche zuvor in den hier vorgestellten Zellkulturexperimenten gemacht wurden (siehe Kapitel 4.2).

### 3.1.1 Die Stimulation mit OspC

***OspC aktivierte Mikrogliazellen in vitro:*** Die Methode zur Messung des von den stimulierten Mikrogliazellen freigesetzten Stickstoffmonoxids (NO) wurde bereits ausführlich in Kapitel 2.3.2 behandelt. Vereinfacht gesagt wurde der Stickstoffmonoxid-Gehalt der Proben indirekt anhand der Nitrit-Konzentrationen ($NO_2^-$) in den Überständen der Kulturplatten ermittelt. Die **Abbildung 4** zeigt das Ergebnis der Messung 48 Stunden nach Beginn der Stimulation. Eine dosisabhängige Freisetzung von Nitrit ist hier sehr deutlich zu erkennen: Desto höher die jeweils eingesetzte OspC-Konzentration, desto höher war auch der in diesem Loch (*englisch:* „well“) gemessene Nitrit-Gehalt.

***Keine Kontamination durch LPS:*** Polymyxin B (PMB) wurde zum Ausschluss einer LPS-Kontamination (siehe Kapitel 2.3.2 „Zugabe von Polymyxin B“) in einer Konzentration von 10 µg/ml einigen OspC-Proben hinzugefügt. Lediglich bei der OspC-Konzentration 0,3 µg/ml konnte ein signifikanter Unterschied unter Zugabe von PMB festgestellt werden ($p = 0{,}0272$; vgl. **Abbildung 4**). Bei allen anderen und auch höher konzentrierten Proben trat diese Diskrepanz nicht auf. Zum damaligen Zeitpunkt bot sich unserer Arbeitsgruppe leider keine Möglichkeit, das Protein im Hinblick auf eine mögliche Kontamination mit LPS genauer zu untersuchen. Dies gelang uns erst einige Monate später während der Arbeiten mit den VlsE-Proben. Hierbei konnte LPS nachgewiesen werden.[81] Die nach Abschluss aller Experimente durchgeführte massenspektrometrische Analyse des rekombinanten OspC erbrachte jedoch keinerlei Hinweise auf Verunreinigungen.[82] Eine Kontamination konnte somit ausgeschlossen werden.

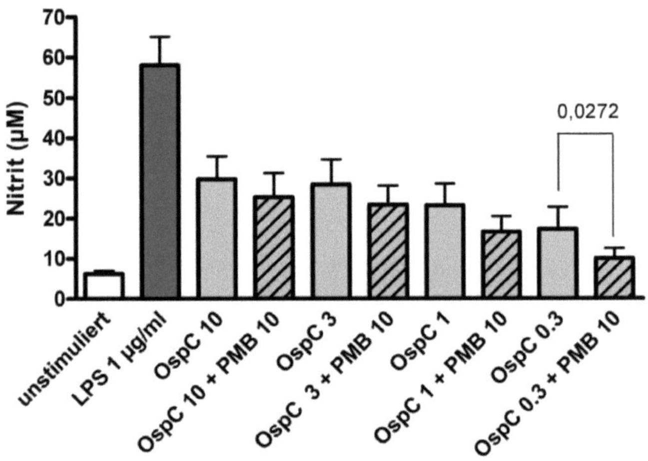


**Abbildung 4:** Nitrit-Freisetzung 48 Stunden nach Beginn der Stimulation mit OspC. Es wurden unterschiedliche Mengen OspC zur Stimulation eingesetzt (0.3 µg/ml bis 10 µg/ml). Um eine Kontamination mit LPS auszuschließen, wurde jede OspC-Probe noch ein zweites Mal zusammen mit 10 µg/ml Polymyxin B (PMB) stimuliert. Dargestellt sind Mittelwert + Standardabweichung.

[81] Vgl. die Ergebnisse in Kapitel 3.1.2.

[82] Vgl. Kapitel 2.1.

***OspC induzierte eine dosisabhängige Freisetzung von TNF-α, IL-6 und CXCL1 (KC):*** Neben Nitrit wurden die Konzentrationen von TNF-α, IL-6 sowie der Chemokine CXCL1 (KC) und CXCL13 bestimmt. Die Methoden hierzu sind in Kapitel 2.3.2 erklärt. Eine dosisabhängige Freisetzung konnte sowohl bei TNF-α als auch bei IL-6 und CXCL1 festgestellt werden (vgl. die **Abbildungen 5, 6 und 7**).

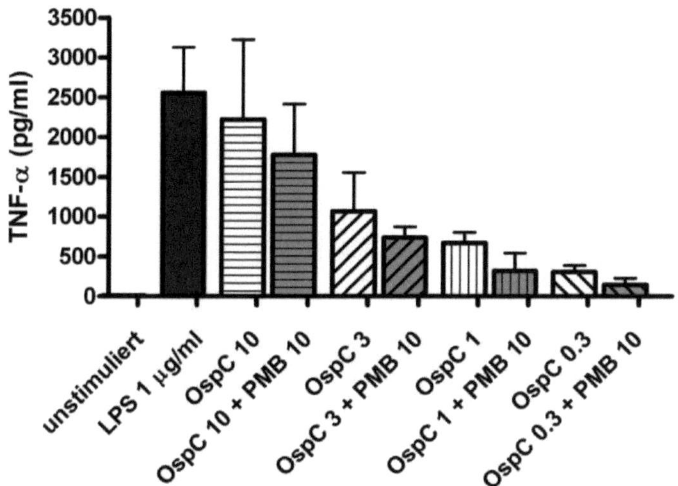


**Abbildung 5:** Freisetzung von TNF-α 48 Stunden nach Beginn der Stimulation mit OspC. Dargestellt sind Mittelwert + Standardabweichung.

***Keine verstärkte Freisetzung von CXCL13:*** Eine verstärkte oder gar dosisabhängige Freisetzung von CXCL13 nach Stimulation mit OspC konnte in vitro nicht beobachtet werden (Abbildung nicht gezeigt). Im Tierexperiment zeichnete sich jedoch eine klare Tendenz ab. Hierzu verweise ich auf die **Abbildungen 29 und 30** in Kapitel 3.2.6.

***Keine Toxizität:*** Um eine toxische Wirkung des OspC auf die Mikrogliazellen auszuschließen, wurde der WST-1-Test zur Überprüfung der zellulären Stoffwechselaktivität durchgeführt. Eine Schädigung der Zellen konnte hierbei nicht festgestellt werden (Abbildung nicht gezeigt, vgl. Kapitel 2.3.2).

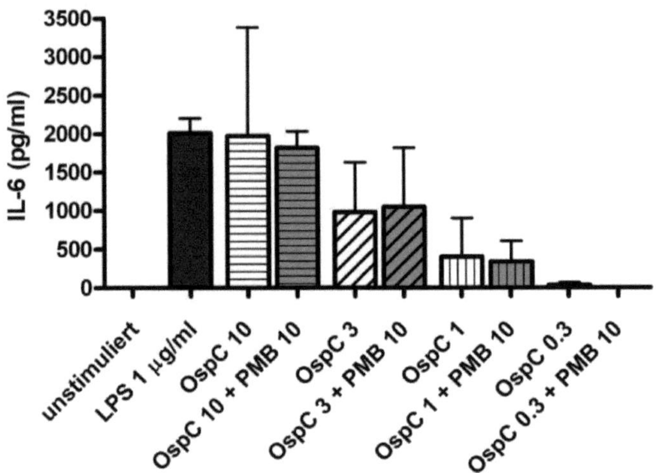


**Abbildung 6:** Freisetzung von IL-6 48 Stunden nach Beginn der Stimulation mit OspC. Dargestellt sind Mittelwert + Standardabweichung.

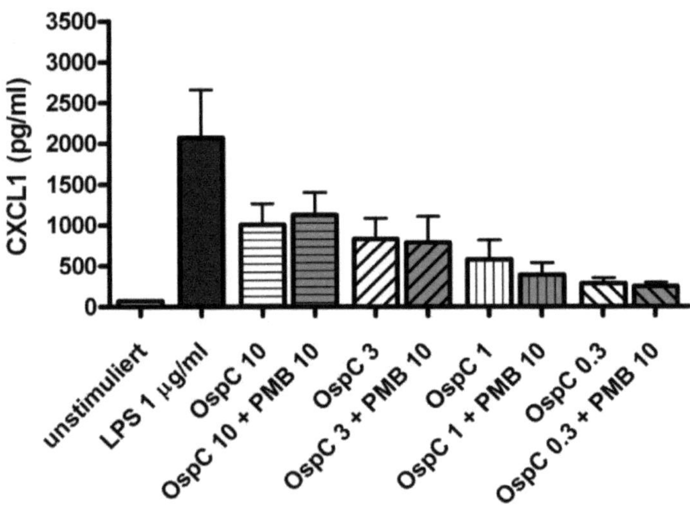


**Abbildung 7:** Freisetzung von CXCL1 (KC) 48 Stunden nach Beginn der Stimulation mit OspC. Dargestellt sind Mittelwert + Standardabweichung.

***$EC_{50}$:*** Durch Stimulation mit OspC-Konzentrationen von 3 µg/ml oder höher konnte in vitro eine maximale NO-Freisetzung erzielt werden. Sie betrug ca. 50% der NO-Freisetzung, welche durch die Stimulation mit 1 µg/ml LPS hervorgerufen werden konnte. Die OspC-Konzentration, welche einen halb-maximalen Effekt ($EC_{50}$) auslöste, wurde anhand einer sigmoidalen Dosis-Wirkungskurve [$Y = Bottom + (Top - Bottom) / (1 + 10^{LogEC50 - X})$] mit der Statistiksoftware GraphPad Prism Version 5.01 für Windows errechnet.[83] Sie betrug 0,24 µg/ml.

### 3.1.2 Die Stimulation mit VlsE

Das Oberflächenprotein VlsE wurde in zwei Versuchsreihen zur Stimulation primärer Mikrogliazellen eingesetzt. Anhand der Messung von Nitrit konnte indirekt auf die von den Mikrogliazellen freigesetzte Stickstoffmonoxid-Menge geschlossen werden – und damit auf ihre Immunaktivität.

In der ersten Versuchsreihe wurden verhältnismäßig hohe Konzentrationen (bis zu 30 µg/ml) von VlsE verwendet (vgl. **Abbildung 8**). Bei einem Vergleich der beiden Gruppen (Proben mit und ohne Polymyxin B) fällt ein leichter und in einem Fall sogar ein signifikanter Unterschied ($p = 0,0478$) auf (vgl. **Abbildung 9**).

Die zweite Versuchsreihe (vgl. **Abbildung 10**) zeigt recht eindrucksvoll eine dosisabhängige Freisetzung von Nitrit. Aber auch hier fiel zwischen der VlsE-Konzentration 0,1 µg/ml und der „Gegenprobe" mit 10 µg/ml Polymyxin B ein signifikanter Unterschied auf ($p = 0,0133$).

[83] GraphPad Software, San Diego, CA, USA. Die Gleichung ist allgemein gehalten und stellt die Nitrit-Freisetzung „Y" als Funktion des Logarithmus der OspC-Konzentration dar. Auf der X-Achse findet sich also der Logarithmus der jeweiligen OspC-Konzentration. Die Variablen „Top" und „Bottom" spiegeln den jeweils höchsten und niedrigsten Y-Wert wider. Die Variable „LogEC50" bezeichnet jenen X-Wert, bei dem sich Y auf halbem Weg zwischen der höchsten und der niedrigsten Nitrit-Freisetzung befindet. Dieser X-Wert wird auch halb-maximaler Effekt ($EC_{50}$) genannt.

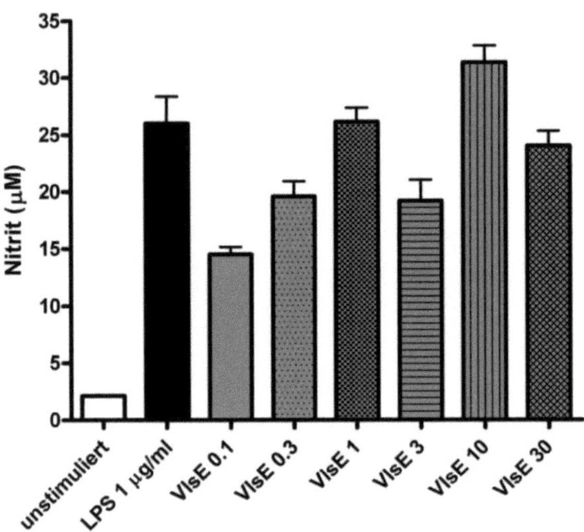


**Abbildung 8:** Nitrit-Freisetzung in der ersten Versuchsreihe mit VlsE. Die Messung der Konzentrationen erfolgte 48 Stunden nach Beginn der Stimulation. Dargestellt sind Mittelwert + Standardabweichung.

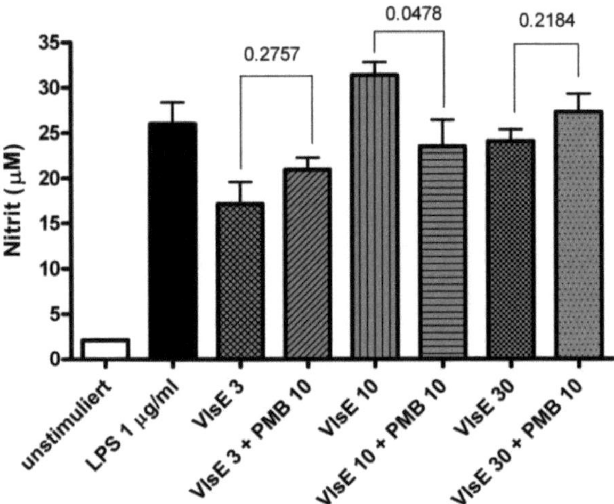


**Abbildung 9:** Neben den VlsE-Konzentrationen aus Abbildung 8 sind die „Gegenproben“ mit Zusatz von 10 µg/ml Polymyxin B dargestellt. Die Messung erfolgte wie immer 48 Stunden nach Beginn der Stimulation. Eingezeichnet sind die p-Werte, wenn man die Ergebnisse statistisch miteinander vergleicht (t-Test). Dargestellt sind Mittelwert + Standardabweichung.

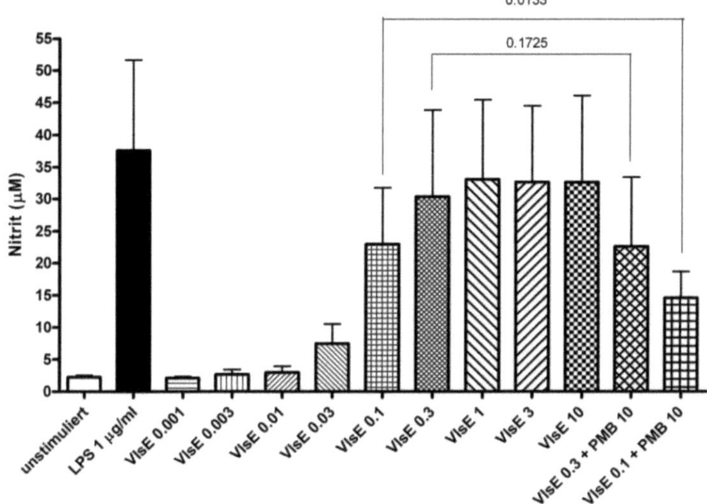


**Abbildung 10:** Nitrit-Freisetzung in der zweiten Versuchsreihe 48 Stunden nach Beginn der Stimulation. Es wurden relativ niedrige Konzentrationen von VlsE zur Stimulation eingesetzt (0.001 µg/ml bis 10 µg/ml). Die eingezeichneten Zahlen und die dazugehörigen Querverbindungen (VlsE 0.1 / VlsE 0.1 + PMB 10 sowie VlsE 0.3 / VlsE 0.3 + PMB 10) geben die p-Werte im direkten Vergleich mit und ohne Zusatz von 10 µg/ml Polymyxin B an. Dargestellt sind Mittelwert + Standardabweichung.

***Kontamination durch LPS:*** In der ersten Versuchsreihe fiel bereits ein signifikanter Unterschied bei einer der höheren VlsE-Konzentrationen (10 µg/ml) zwischen den Proben mit und ohne PMB auf. Eine leichte Tendenz ließ sich auch aus der Abbildung 10 ableiten. Noch während der Durchführung der Versuche erhielt unsere Arbeitsgruppe die Möglichkeit, das verwendete Protein im Forschungszentrum Borstel[84] auf eine mögliche LPS-Kontamination untersuchen zu lassen. Unter der wissenschaftlichen Leitung von Frau Gabriele Schramm wurde dort ein Limulus-Amöbozyten-Lysat-Test (LAL-Test) durchgeführt. Dieses Testverfahren wird unter anderem in der Umweltmedizin eingesetzt, um gesundheitsschädliche Endotoxine in organischen Stäuben nachzuweisen (Thorne et al. 2010). Bei der eigentlichen Testsubstanz, dem Limulus-Amöbozyten-Lysat, handelt es sich um eine aus den Blutzellen (Amöbozyten) des Pfeilschwanzkrebses (Limulus polyphemus) gewonnene Enzymkaskade, die bei Kontakt mit LPS ein Farbsubstrat spaltet (Thorne et al. 2010). In der

[84] Forschungszentrum Borstel, Leibniz-Zentrum für Medizin und Biowissenschaften, Borstel, Deutschland

Natur führt der Kontakt von LPS und Amöbozyten über diese Enzymkaskade zu einer Aktivierung der Blutgerinnung. Die Ergebnisse dieser Untersuchung sind in **Tabelle 3** zusammengefasst. Es bestätigte sich eine nicht mehr durch PMB zu neutralisierende Verunreinigung des Oberflächenproteins VlsE.

| LPS 0,01 µg/ml | VlsE 10 µg/ml | VlsE 0,3 µg/ml | VlsE 0,1 µg/ml | VlsE 0,03 µg/ml |
|---|---|---|---|---|
| 28 EU/ml | 4,3 EU/ml | 2,7 EU/ml | 2,1 EU/ml | 1,1 EU/ml |

**Tabelle 3:** Die obere, grau unterlegte Zeile gibt die LPS/VlsE-Konzentrationen an, welche zur Untersuchung eingeschickt wurden. Die untere Zeile zeigt die gemessene LPS-Kontamination der Proben. Die Einheit EU steht für „Endotoxin Unit" und ist ein international anerkanntes Maß zur Angabe der Verunreinigung. Dabei entsprechen 16,7 EU in etwa 1 ng LPS (persönliche Mitteilung des Forschungszentrums Borstel, Leibniz-Zentrum für Medizin und Biowissenschaften, Borstel, Deutschland).

***Keine Toxizität:*** Die Ergebnisse des WST-1-Tests lieferten auch hier keine Auffälligkeiten. Die in der **Abbildung 11** durch die Säule „leere Kontrolle" gezeigten Löcher („wells") enthielten nur das Nährmedium und das WST-1-Testreagenz. Da dort also keinerlei Zellen die enzymatische Spaltung des WST-1-Salzes durchführen konnten, dienten diese Proben (Absorption des Salzes + Absorption des Nährmediums) als Leerposition für den Microplate-Reader. In allen anderen Löchern der Kulturplatte war hingegen eine deutlich über diesem „Leerwert" liegende Absorption messbar. In diesen Löchern wurde die Farbreaktion also durch lebende, stoffwechselaktive Zellen umgesetzt. Der WST-1-Test wurde 5 Tage nach Beginn der Stimulation mit VlsE durchgeführt. Zuvor waren zwei Messungen der Nitrit-Konzentration, einmal nach 48 Stunden (siehe **Abbildung 8**) und einmal nach 5 Tagen (Abbildung nicht gezeigt), erfolgt.

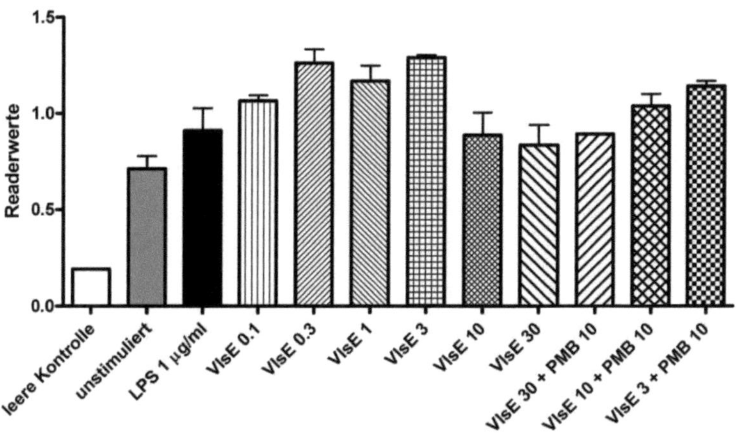


**Abbildung 11:** WST-1-Test zur Bestimmung der Zellproliferation und Lebensfähigkeit bei den mit VlsE stimulierten Mikrogliakulturen. Es ist keine Toxizität erkennbar. Dargestellt sind Mittelwert + Standardabweichung.

## 3.2 Die intraventrikuläre Infusion von OspC

In den folgenden vier Kapiteln (3.2.1 bis 3.2.4) werden die Ergebnisse der motorischen und neuropsychologischen Testverfahren (Seiltest, Rotarod, Wasserlabyrinth) vorgestellt. Im Anschluss daran behandeln die Kapitel 3.2.5 und 3.2.6 die Auswertung der histologischen Schnitte sowie der Enzym-Immuntests zur Untersuchung der Gewebe-Homogenate.

### 3.2.1 Gesundheitszustand und Gewicht der Tiere

Um den Gesundheitszustand der Tiere neben der klinischen Inspektion auch anhand eines Untersucher-unabhängigen Parameters einschätzen zu können, wurde das Gewicht der Tiere regelmäßig vor Beginn der motorischen Tests (Seiltest und Rotarod) mit einer herkömmlichen Waage erfasst und notiert. Bei einem Gewichtsverlust von mehr als 15% des Ausgangsgewichts wurde das Tier als schwer krank eingestuft und – um ihm Leid zu ersparen – getötet (siehe auch Abbruchkriterien in Kapitel 2.4.1). Die **Abbildung 12** zeigt das mediane Gewicht aller Tiere vom Beginn der Trainingsphase (Tag -3) bis zur letzten Versuchswoche, in welcher die Wasserlabyrinth-Läufe mit versetzter Plattform sechsmal täglich stattfanden (siehe Kapitel 2.4.4.). Um die Tiere nicht noch zusätzlich zu diesem körperlich und geistig äußerst anstrengenden Test zu belasten, wurde ab Tag 24 weder gewogen noch einer der motorischen Tests durchgeführt.

In der **Abbildung 12** erkennt man, dass das mediane Gewicht während der 28 Versuchstage leicht anstieg: in der OspC-Gruppe nämlich von 24,1 g (an Tage -3) auf 27,1 g (an Tag 23) und in der Kontroll-Gruppe von 22,7 g auf 26,9 g. Dieser Gewichtsanstieg lässt sich damit erklären, dass die Tiere zu Versuchsbeginn erst ein Alter von ca. 6 – 8 Wochen erreicht hatten und somit noch nicht ausgewachsen waren.[85] Nimmt man aus allen Messungen einer Gruppe den Median, so lagen die OspC-Tiere bei 25,34 g und die Kontrolltiere bei 24,72 g. Ein signifikanter Unterschied zwischen den beiden Gruppen war somit nicht zu erkennen (p = 0,19).

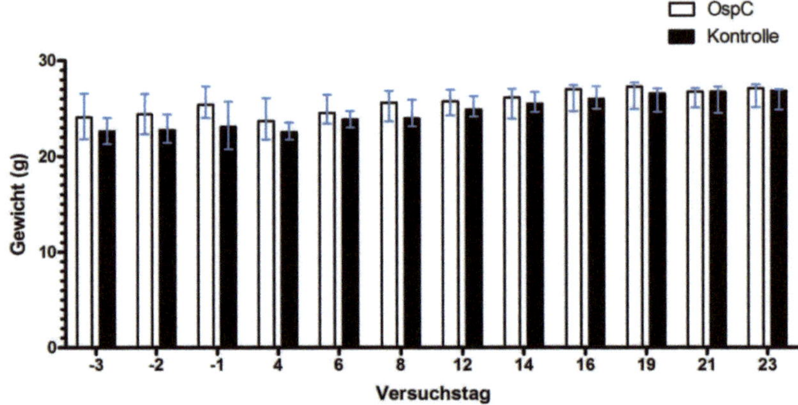


**Abbildung 12:** Gewicht beider Versuchsgruppen im Verlauf. Die Daten sind im Median + Interquartilabstand dargestellt.

### 3.2.2 Seiltest und Rotarod

Wie bereits im Material-und-Methoden-Teil geschildert, wurden mit Seiltest und Rotarod die motorischen Fähigkeiten der Tiere überprüft. In beiden Tests konnte kein

[85] Die im Internet auf der Seite der Zuchtfirma, Charles River, zu findenden Wachstumskurven zeigen, dass das Gewicht der Tiere konstant im zu erwartenden Bereich lag: http://www.criver.com/SiteCollectionDocuments/rm_rm_c_C57BL6_mouse_weight_chart.pdf.

signifikanter Unterschied zwischen den beiden Gruppen festgestellt werden. Weder die Pumpenimplantation noch die Infusion bakterieller Bestandteile schränkte die motorischen Fähigkeiten, die Balance oder die Koordination der Tiere maßgeblich ein. Auch vom klinischen Erscheinungsbild waren beide Gruppen nicht voneinander zu unterscheiden. Es gab keinerlei Anzeichen für eine Infektion, Entzündung oder Krankheit. In der letzten Woche vor der Tötung fanden keine motorischen Tests statt, um die Tiere zu schonen.

***Seiltest***: Während des gesamten Versuchszeitraums war im Seiltest keine Beeinträchtigung einer der beiden Gruppen zu erkennen. Diese Einschätzung spiegelt sich auch in der Auswertung der Testergebnisse wieder (**Abbildung 13**). Die medianen (25./75. Perzentile) Testergebnisse im Seiltest waren: 2,3 (1,5/2,8) für OspC vs. 3,4 (1,8/3,6) für die Kontrollen (p = 0,2).

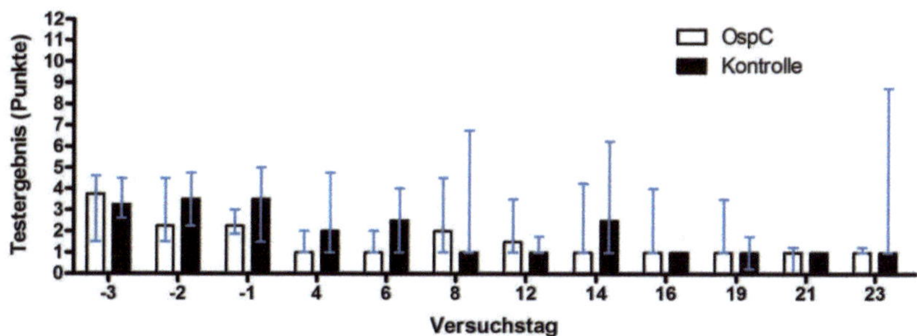


**Abbildung 13:** Testergebnisse des Seiltests (in Punkten gemäß Tabelle 1). Die Daten sind im Median + Interquartilabstand an den einzelnen Versuchstagen dargestellt. Insgesamt konnten 20 Punkte erreicht werden. Dabei steht eine hohe Punktzahl für ein schlechtes Ergebnis (schlechte motorische Fähigkeiten).

***Rotarod:*** Auch beim Rotarod-Test (**Abbildung 14**) schlugen sich beide Gruppen gleich gut. Die Zeit auf dem Rotarod betrug im Median (25./75. Perzentile) 221,1 Sekunden (198,8/230,8) für OspC vs. 229,9 Sekunden (211,2/238) für die Kontrollen. Ein signifikanter Unterschied ließ sich auch hier nicht erkennen (p = 0,34).

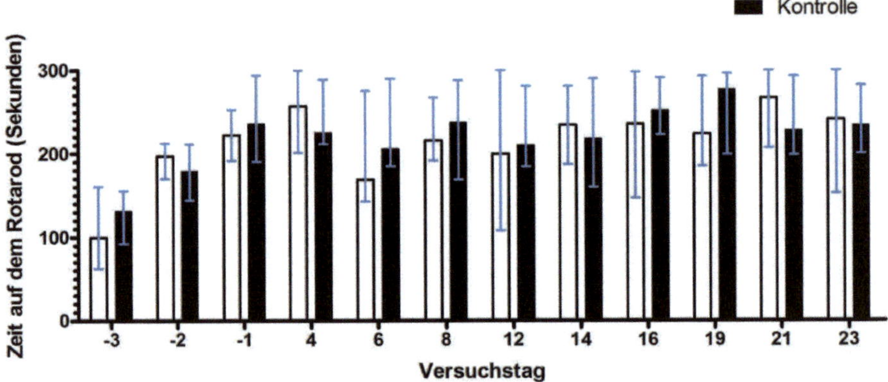


**Abbildung 14:** Zeit auf dem Rotarod (in Sekunden). Die Daten sind im Median + Interquartilabstand an den einzelnen Versuchstagen dargestellt.

### 3.2.3 Das Morris-Wasserlabyrinth

Zur Beurteilung der Läufe im Morris-Wasserlabyrinth wurden die drei Parameter Zeit, Strecke und Geschwindigkeit herangezogen. Zur besseren Übersicht wurde die statistische Auswertung in die drei Versuchsphasen Trainingsläufe, Kontrollläufe und Läufe mit versetzter Plattform untereilt.

#### 3.2.3.1 Die Trainingsläufe

<u>Zeit:</u> In diesem Test wurde die Zeit bis zum Erreichen der Unterwasserplattform gemessen (**Abbildung 15**). Nach spätestens 90 Sekunden wurde der Versuch abgebrochen und die Zeit dann mit 91 Sekunden bewertet. Die Zeiten betrugen im Median (25./75. Perzentile) 46 Sekunden (38,5/60,7) für OspC vs. 43,2 Sekunden (40,8/53,1) für die Kontrollen. Ein signifikanter Unterschied zwischen den beiden Gruppen bestand nicht (p = 0,94).

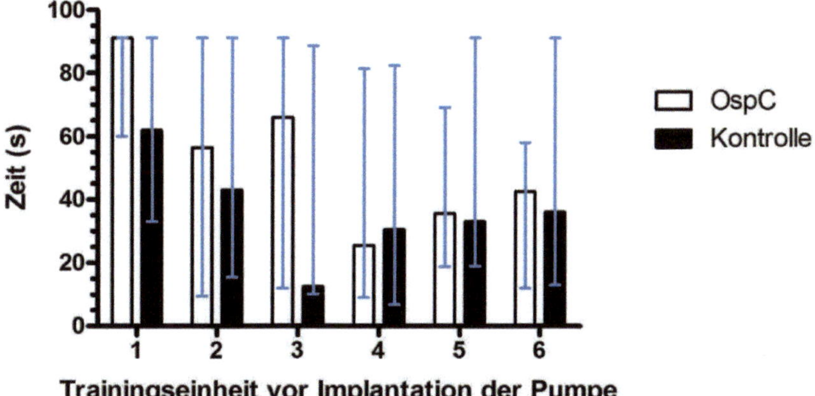


**Abbildung 15:** Zeit bis zum Erreichen der Plattform im Morris-Wasserlabyrinth (Trainingsläufe). Dargestellt sind Median + Interquartilabstand der einzelnen Trainingseinheiten. Je zwei Trainingseinheiten fassen die sechs Läufe eines Tages zusammen (Tag -3: Einheit 1+2; Tag -2: Einheit 3+4; Tag -3: Einheit 5+6). Die erste Trainingseinheit eines Tages (1, 3, 5) fand immer morgens, die zweite immer nachmittags (2, 4, 6) statt.

Strecke: Die während der Versuchszeit zurückgelegte Strecke (in cm) wurde mit Hilfe des Videomot-2.0-Computerprogramms[86] aufgezeichnet (**Abbildung 16**). Es bestand kein signifikanter Unterschied zwischen beiden Gruppen (p = 0,59). Im Median (25./75. Perzentile) lag die zurückgelegte Strecke der OspC-Gruppe bei 495,1 cm (293,5/671,7), die der Kontroll-Gruppe bei 312,3 cm (271,7/709,6).

Geschwindigkeit: Aus der gemessenen Strecke und der benötigten Zeit wurde die Geschwindigkeit (cm/s) errechnet (**Abbildung 17**). Diese betrug im Median (25./75. Perzentile) für OspC 13,8 cm/s (12,5/15,5) und für die Kontrollen 13,5 cm/s (11/15,3). Ein signifikanter Unterschied konnte nicht errechnet werden (p = 0,7).

[86] TSE Systems, Bad Homburg, Deutschland

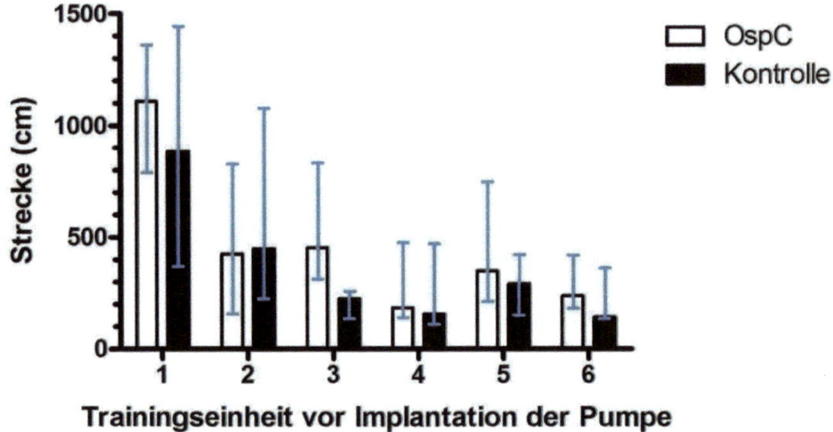


**Abbildung 16:** Geschwommene Strecke im Morris-Wasserlabyrinth (Trainingsläufe). Dargestellt sind Median + Interquartilabstand der einzelnen Trainingseinheiten. Je zwei Trainingseinheiten fassen die sechs Läufe eines Tages zusammen (Tag -3: Einheit 1+2; Tag -2: Einheit 3+4; Tag -3: Einheit 5+6). Die erste Trainingseinheit eines Tages (1, 3, 5) fand immer morgens, die zweite immer nachmittags (2, 4, 6) statt.

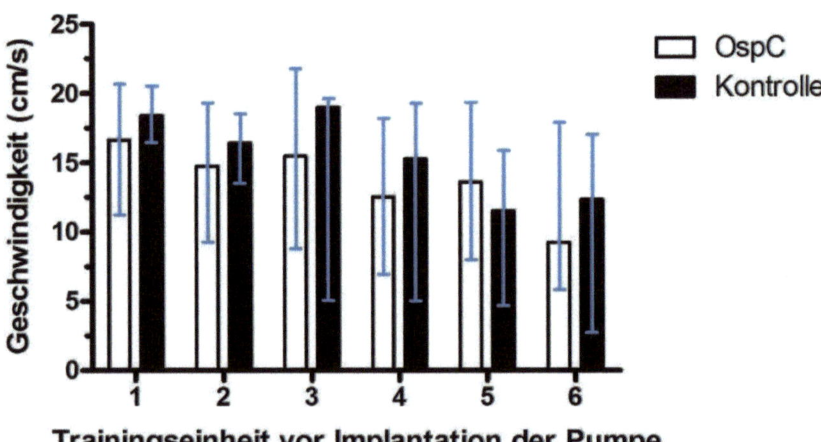


**Abbildung 17:** Schwimmgeschwindigkeit im Morris-Wasserlabyrinth (Trainingsläufe). Dargestellt sind Median + Interquartilabstand der einzelnen Trainingseinheiten. Je zwei Trainingseinheiten fassen die sechs Läufe eines Tages zusammen (Tag -3: Einheit 1+2; Tag -2: Einheit 3+4; Tag -3: Einheit 5+6). Die erste Trainingseinheit eines Tages (1, 3, 5) fand immer morgens, die zweite immer nachmittags (2, 4, 6) statt.

### 3.2.3.2 Die Kontrollläufe

Zeit: An den Tagen 12 und 24 wurde jede Maus erneut in das Wasserlabyrinth gesetzt, um das Erinnerungsvermögen zu testen. Pro Tag wurden drei Läufe durchgeführt. Die Plattformposition und der Eintrittspunkt der Tiere in das Becken blieben unverändert. Ein signifikanter Unterschied in der Zeit bis zum Erreichen der Plattform bestand zwischen den beiden Gruppen nicht (p = 0,31). Im Median (25./75. Perzentile) benötigten die OspC-Tiere 19,4 Sekunden (16,4/25,9) und die Kontrollen 23,1 Sekunden (20,8/32,6) (**Abbildung 18**).

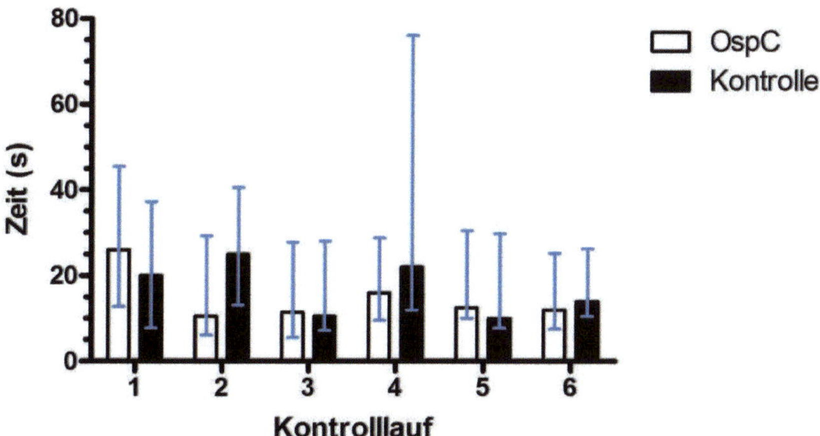


**Abbildung 18:** Zeit bis zum Erreichen der Plattform im Morris-Wasserlabyrinth (Kontrollläufe). Dargestellt sind Median + Interquartilabstand aller sechs Läufe. Die Kontrollläufe 1, 2 und 3 fanden am Versuchstag 12 statt; die Kontrollläufe 4, 5 und 6 hingegen am Versuchstag 24.

Strecke: Auch in der insgesamt zurückgelegten Strecke konnte kein signifikanter Unterschied zwischen beiden Gruppen festgestellt werden (p = 0,7). Die Mediane (25./75. Perzentile) lagen bei 254,4 cm (189,7/347) für OspC vs. 239,3 cm (214,8/392,9) für die Kontrollen (**Abbildung 19**).

Geschwindigkeit: Bei einem Vergleich der Schwimmgeschwindigkeiten schlugen sich die Mäuse mit OspC-Infusion im Median (25./75. Perzentile) mit 13,7 cm/s (12,9/14,3) nicht signifikant anders als die Mäuse mit der Tris-Pufferlösung. Diese erreichten im

Median (25./75. Perzentile) eine Geschwindigkeit von 13,6 cm/s (12,4/14,1) (p = 0,94) (**Abbildung 20**).

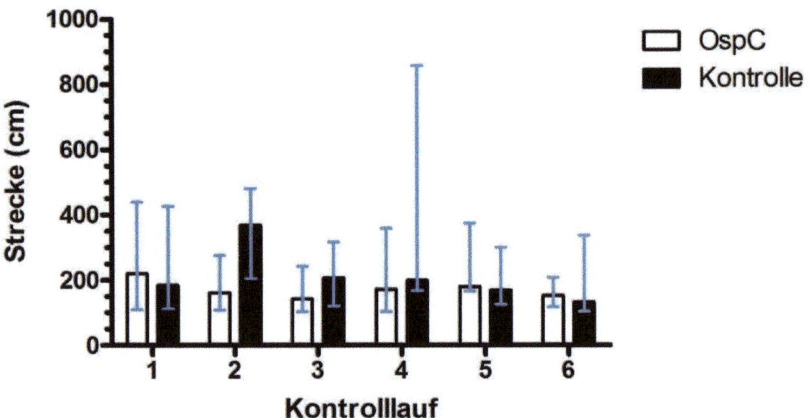


**Abbildung 19:** Geschwommene Strecke im Morris-Wasserlabyrinth (Kontrollläufe). Dargestellt sind Median + Interquartilabstand aller sechs Läufe. Die Kontrollläufe 1, 2 und 3 fanden am Versuchstag 12 statt; die Kontrollläufe 4, 5 und 6 hingegen am Versuchstag 24.

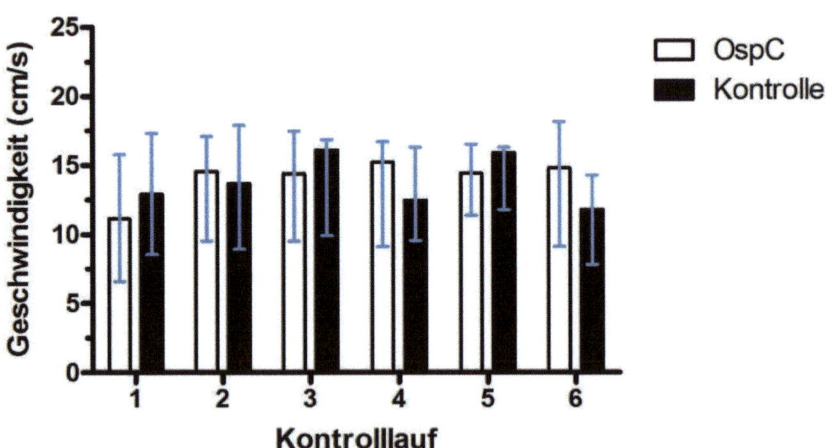


**Abbildung 20:** Schwimmgeschwindigkeit im Morris-Wasserlabyrinth (Kontrollläufe). Dargestellt sind Median + Interquartilabstand aller sechs Läufe. Die Kontrollläufe 1, 2 und 3 fanden am Versuchstag 12 statt; die Kontrollläufe 4, 5 und 6 hingegen am Versuchstag 24.

#### 3.2.3.3 Die Läufe mit versetzter Plattform

Zeit: Die Zeiten nach Veränderung der Plattformposition um 180° *(Englisch:* spatial reversal) betrugen im Median (25./75. Perzentile) 22,6 Sekunden (13,8/45) für OspC vs. 23,6 Sekunden (19,6/42,1) für die Kontrollen (**Abbildung 21**). Ein signifikanter Unterschied zwischen den beiden Gruppen bestand nicht (p = 0,82).

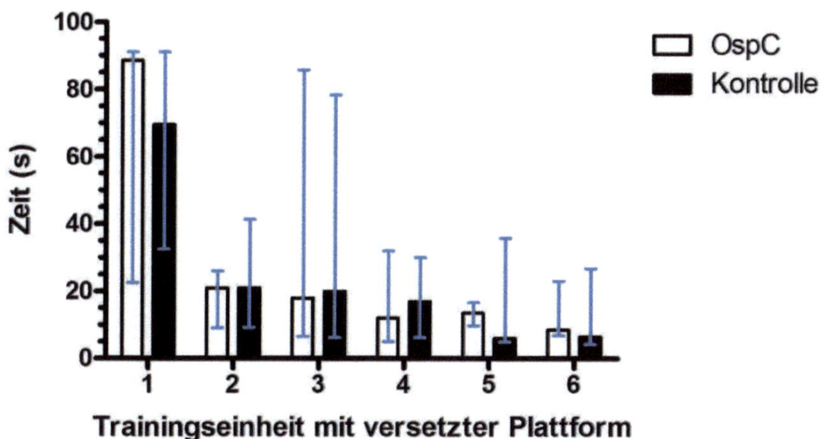


**Abbildung 21:** Zeit bis zum Erreichen der Plattform im Morris-Wasserlabyrinth (Läufe mit versetzter Plattform). Dargestellt sind Median + Interquartilabstand der einzelnen Trainingseinheiten. Je zwei Trainingseinheiten fassen die sechs Läufe eines Tages zusammen (Tag 25: Einheit 1+2; Tag 26: Einheit 3+4; Tag 27: Einheit 5+6). Die erste Trainingseinheit eines Tages (1, 3, 5) fand immer morgens, die zweite immer nachmittags (2, 4, 6) statt.

Strecke: Die von den Tieren zurückgelegten Strecken in dem veränderten Wasserlabyrinth während der letzten Versuchstage betrugen im Median (25./75. Perzentile) 282 cm (166,7/503,6) für OspC vs. 240,5 cm (158,1/365,6) für die Kontrollen (**Abbildung 22**). Ein signifikanter Unterschied konnte nicht festgestellt werden (p = 0,82).

Geschwindigkeit: Die Durchschnittsgeschwindigkeit im Morris-Wasserlabyrinth lag bei den Läufen mit versetzter Plattform im Median (25./75. Perzentile) bei 14,2 cm/s (13,5/14,9) für OspC vs. 13,6 cm/s (12,5/14,9) für die Kontrollen. Ein signifikanter Unterschied der beiden Gruppen bestand auch hier nicht (p = 0,7) (**Abbildung 23**).

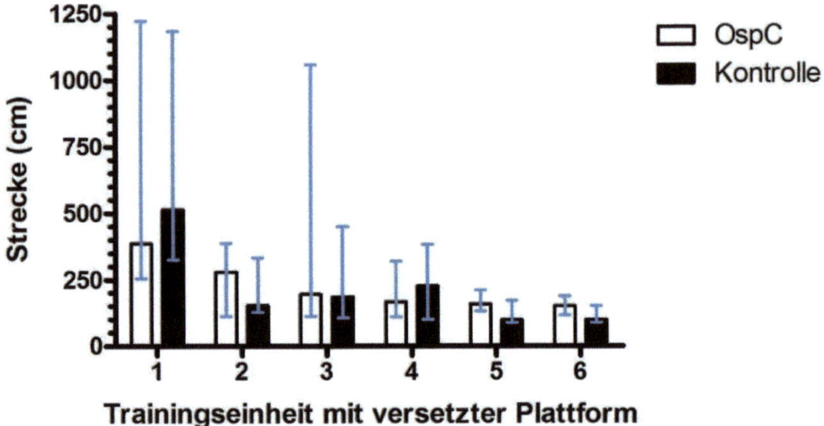


**Abbildung 22:** Geschwommene Strecke im Morris-Wasserlabyrinth (Läufe mit versetzter Plattform). Dargestellt sind Median + Interquartilabstand der einzelnen Trainingseinheiten. Je zwei Trainingseinheiten fassen die sechs Läufe eines Tages zusammen (Tag 25: Einheit 1+2; Tag 26: Einheit 3+4; Tag 27: Einheit 5+6). Die erste Trainingseinheit eines Tages (1, 3, 5) fand immer morgens, die zweite immer nachmittags (2, 4, 6) statt.

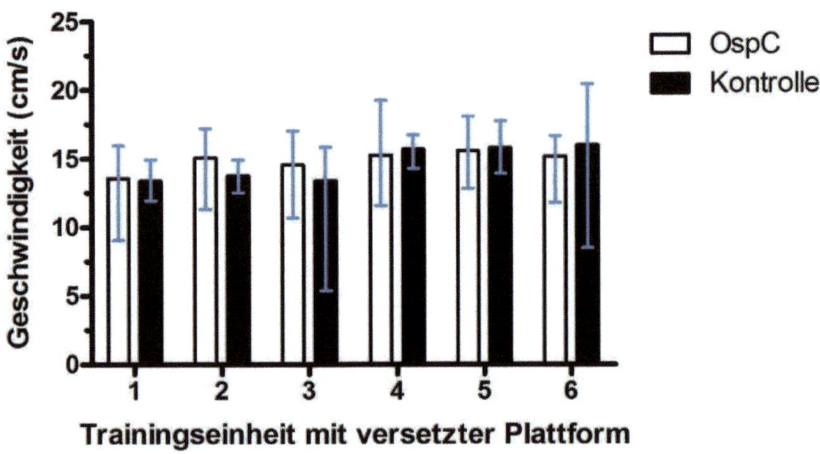


**Abbildung 23:** Schwimmgeschwindigkeit im Morris-Wasserlabyrinth (Läufe mit versetzter Plattform). Dargestellt sind Median + Interquartilabstand der einzelnen Trainingseinheiten. Je zwei Trainingseinheiten fassen die sechs Läufe eines Tages zusammen (Tag 25: Einheit 1+2; Tag 26: Einheit 3+4; Tag 27: Einheit 5+6). Die erste Trainingseinheit eines Tages (1, 3, 5) fand immer morgens, die zweite immer nachmittags (2, 4, 6) statt.

### 3.2.4 Eine abschließende Anmerkung zu den Testergebnissen

Aus den Ergebnissen in Kapitel 3.2 lässt sich kein statistisch signifikanter Unterschied zwischen den beiden Versuchsgruppen herleiten. Weder die OspC- noch die Kontrolltiere zeigten sich in ihrer Leistungsfähigkeit durch das implantierte Pumpensystem merklich eingeschränkt. Im zeitlichen Verlauf erkennt man sogar bei beiden Gruppen eine Leistungsverbesserung in jedem der drei Testverfahren (Seiltest, Rotarod, Wasserlabyrinth). Beim Morris-Wasserlabyrinth wird dies insbesondere bei Betrachtung des Parameters „Zeit“, also der Latenz bis zum Erreichen der versteckten Plattform, sehr deutlich: Die mediane Zeit aller Läufe zu Beginn des Experiments (Tag -3, Tag -2 und Tag -1) lag für die OspC-Gruppe bei 46 Sekunden und für die Kontroll-Gruppe bei 43,2 Sekunden.[87] Bei den Wasserlabyrinth-Läufen an den letzten drei Versuchstagen (Tag 25, 26 und 27) betrug diese Zeit hingegen nur noch 22,6 Sekunden für die OspC-Tiere und 23,6 Sekunden für die Kontroll-Tiere.[88] Es ist also eine deutliche Leistungsverbesserung zu erkennen. Durch das ständige Wiederholen und Einüben der Aufgabe scheint hier ein Lerneffekt bei beiden Gruppen eingetreten zu sein. Neben einem konstanten Gewicht[89] spricht dies für einen guten Gesundheitszustand der Tiere.

### 3.2.5 Histologie

Dieses Kapitel beschäftigt sich mit der histopathologischen Untersuchung der Gehirnschnitte. Die immunhistochemischen Färbemethoden und das In-situ-tailing ermöglichten den spezifischen Nachweis verschiedener Zelltypen (B-Zellen, T-Zellen, Makrophagen, Astrozyten) sowie Zellzustände (apoptotische Neurone, aktivierte Mikrogliazellen, axonale Schäden). Zusätzlich wurden der hippokampale Gyrus dentatus und die subventrikuläre Zone des Seitenventrikelunterhorns mit einer Bildanalyse-Software vermessen und die dortige Zelldichte errechnet.[90] Strukturelle Schäden und entzündliche Prozesse wurden unter Einsatz der HE- und LFB-PAS-Färbungen dargestellt.[91] Besonderes Augenmerk wurde bei der Durchsicht der Präparate auf die

[87] Vgl. die Messergebnisse in Kapitel 3.2.3.1.
[88] Vgl. die Messergebnisse in Kapitel 3.2.3.3.
[89] Vgl. Abbildung 12 in Kapitel 3.2.1.
[90] Vgl. die Erläuterungen in Kapitel 2.4.9.
[91] Vgl. Kapitel 2.4.8.

Ependym-Hirn-Grenze aller Ventrikel, den frontalen Neokortex, den Hippokampus und den Hirnstamm gelegt.

#### 3.2.5.1 Allgemeine Beobachtungen

***Keine Nekrose, kein ependymaler Schaden und keine Demyelinisierung:*** Es konnten weder in den mit Hämalaun-Eosin (HE) noch in den mit Luxol Fast Blue und Periodic acid-Schiff (LFB-PAS) gefärbten Präparaten Schäden am Ventrikelsystem oder an ependymalen Strukturen festgestellt werden. Gerade hier – insbesondere am rechten Seitenventrikel – hätte man jedoch aufgrund der räumlichen Nähe von Infusionskanüle und Hirngewebe am ehesten Veränderungen erwarten können.[92] Auch gab es keinerlei Anzeichen für nekrotische oder entzündliche Prozesse (Vaskulitits, Meningitis) in den Gehirnen beider Gruppen. Beweise für eine Demyelinisierung neuronaler Axone – eigentlich durch die LFB-PAS-Färbung sehr gut darstellbar (Mulisch und Welsch 2010) – suchte man ebenfalls in allen Schnitten vergeblich.

***Kein Nachweis von B-Zellen, T-Zellen oder Makrophagen:*** Eine gezielte Einwanderung peripherer Immunzellen in das zentrale Nervensystem konnte in keinem Schnitt beobachtet werden. Es fanden sich lediglich ein paar B-Zellen (über CD45/B220), T-Zellen (über CD3) oder Makrophagen (über Mac-3) in den frontalen Neokortizes einiger Tiere sowie vereinzelte T-Zellen in den Gefäßzwischenräumen. Es gab jedoch bei beiden Versuchsgruppen keinerlei Hinweise auf entzündliche Prozesse oder auffällige Zellansammlungen.

***OspC aktivierte Mikrogliazellen in vivo:*** Die **Abbildungen 4, 5, 6 und 7** in Kapitel 3.1.1 zeigen recht eindrucksvoll die vergleichsweise starken stimulierenden Eigenschaften von OspC in vitro. Aufgrund dieser Erkenntnisse war auch im Tierversuch mit einem ähnlichen Ergebnis zu rechnen: Das Ionized-Calcium-Binding-Adaptor-Molecule-1 (Iba-1), welches wir gezielt mittels der in Kapitel 2.4.6 beschriebenen immunhistochemischen Verfahren anfärben konnten, wird von aktivierten Mikroglia-

[92] Vgl. hierzu Kapitel 2.4.2, in welchem das Operationsverfahren zur Implantation der Kanüle beschrieben wird. Die Infusionskanüle wurde bei allen Tieren im rechten Seitenventrikel platziert. Somit war dort – trotz kontinuierlicher Liquor-Zirkulation im Ventrikelraum – mit der höchsten Konzentration an OspC zu rechnen.

zellen vermehrt exprimiert. Das Protein ist an komplexen Umbauprozessen im Zytoskelett beteiligt und ermöglicht der Zelle so ihre morphologische Umwandlung bei Aktivierung (Sasaki et al. 2001). Durch den immunhistochemischen Nachweis von Iba-1 kann nun relativ einfach zwischen ruhenden und aktiven Mikroglia unterschieden werden. Iba-1-markierte Zellen wurden bei der Durchsicht der Präparate sowohl im hippokampalen Gyrus dentatus als auch in der subventrikulären Zone des Seitenventrikelunterhorns (SVZ) entdeckt (**Abbildung 24**). Für beide Regionen wurden Berechnungen zur Zelldichte durchgeführt. Deren Auswertung erfolgt zur besseren Übersicht im nächsten Kapitel 3.2.5.2. An dieser Stelle sei nur noch erwähnt, dass sich weder im frontalen Kortex noch im Hirnstamm Iba-1-markierte Zellen finden ließen.

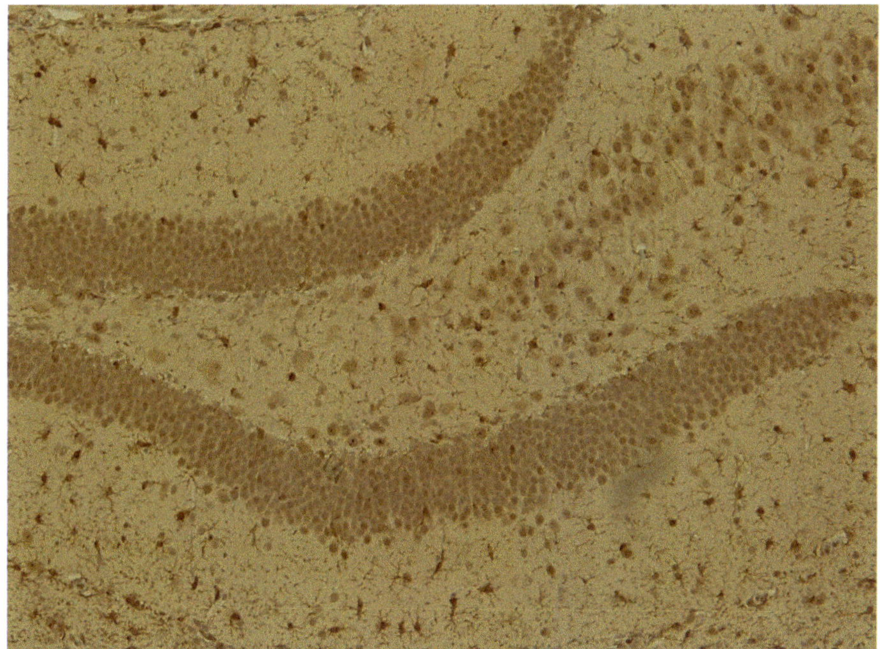

**Abbildung 24:** Iba-1-markierte Mikrogliazellen im hippokampalen Gyrus dentatus bei einem Tier mit OspC-Infusion.

***Signifikanter axonaler Schaden bei den OspC-Mäusen:*** Das Amyloid-Precursor-Protein (Amyloid-Vorläuferprotein, APP) wird unter physiologischen Bedingungen von seinem Ort der Synthese, dem Perikaryon eines Neurons, anterograd zum distalen Ende des Axons transportiert (Brunholz et al. 2012). Wird das Axon durchtrennt oder ist der Transport aufgrund einer Schädigung nicht mehr möglich, sammeln sich die synthetisierten Proteine am proximalen Ende des betroffenen Axons an (Koo et al. 1990). Diese Proteinanhäufungen – und damit indirekt der axonale Schaden – können nun immunhistochemisch dargestellt werden. Das Ausmaß des axonalen Schadens wurde vier Wochen nach Beginn der Infusion anhand einer semiquantitativen Punkteskala erfasst.[93] Interessanterweise konnten in 9 von 10 Mäusen aus der OspC-Gruppe axonale Schäden diagnostiziert werden. Bei der Kontroll-Gruppe zeigten hingegen nur 3 Tiere erkennbare Schäden.

Die **Abbildungen 25 und 26** zeigen den axonalen Schaden durch die Anfärbung von APP im Corpus callosum. Statistisch betrachtet wiesen 6 der 9 betroffenen OspC-Tiere in ihren Präparaten moderate (3-4 Läsionen) oder schwere (>4 Läsionen) Schäden auf. Diese befanden sich vorwiegend in direkter Nachbarschaft zum rechten Seitenventrikel – dem Ort der Infusion – oder dem Corpus Callosum. In zwei Tieren waren sogar deutliche Schäden in der kontralateralen Hemisphäre zu erkennen. Der axonale Schaden bei den drei betroffenen Tieren der Kontrollgruppe war nur als minimal (1-2 Läsionen) einzustufen. Er konnte auch nur in der rechten Hemisphäre beobachtet werden. Bei der mikroskopischen Untersuchung der HE- und LFB-PAS-Schnitte fanden sich keine Anzeichen für morphologische Veränderungen (Ischämie, neuronale Schädigung) in der Umgebung der Läsionsorte. Dort konnten auch keine eingewanderten Immunzellen (Leukozyten, Makrophagen) oder Entzündungsherde entdeckt werden. Es ließen sich keine geschädigten Axone im Hirnstamm oder im frontalen Kortex nachweisen. Insgesamt zeigten die mit OspC behandelten Tiere jedoch signifikant schwerere axonale Schäden als die Kontrolltiere (p = 0,0062).

[93] Vgl. Tabelle 2 in Kapitel 2.4.9.

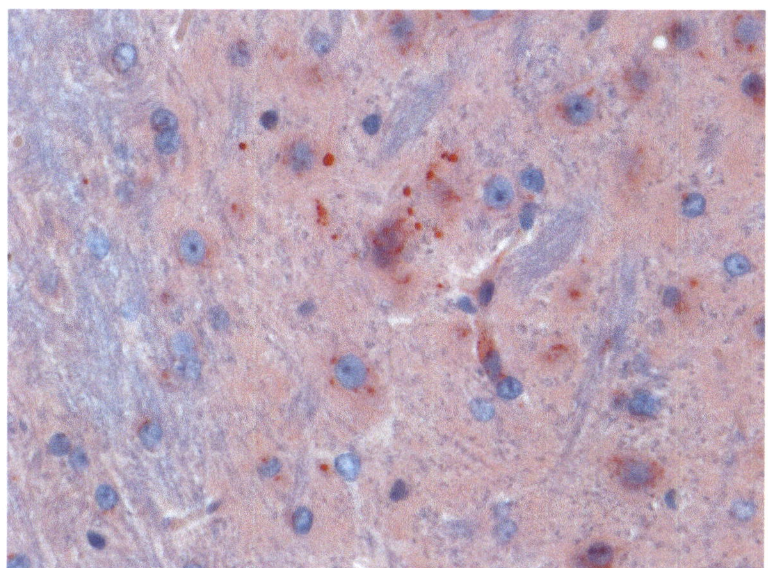

**Abbildung 25:** Axonale Schäden im Corpus callosum durch Anfärbung von APP bei einem Tier mit OspC-Infusion.

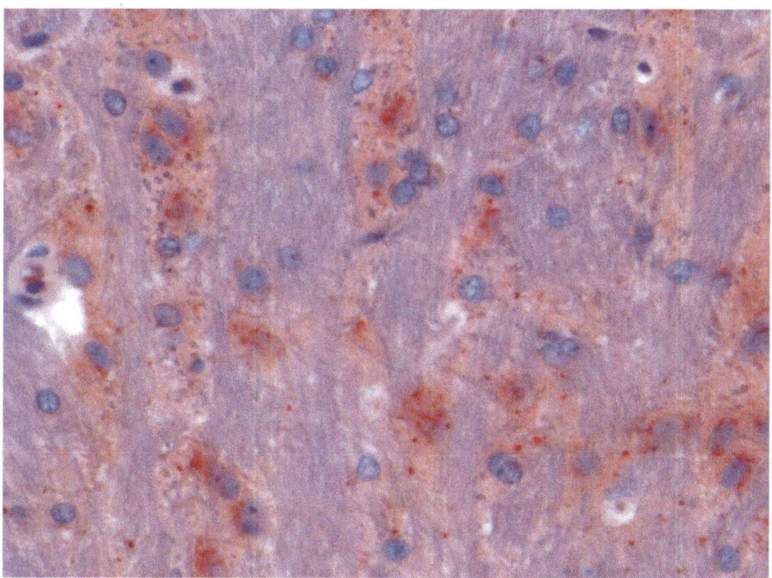

**Abbildung 26:** Axonale Schäden im Corpus callosum durch Anfärbung von APP bei einem Tier mit OspC-Infusion.

### 3.2.5.2 Der Gyrus dentatus und die subventrikuläre Zone

Heutzutage hat sich in der Wissenschaftswelt die Erkenntnis durchgesetzt, dass sowohl der hippokampale Gyrus dentatus als auch die subventrikuläre Zone des Seitenventrikelunterhorns (SVZ) von großer Bedeutung für die Erforschung der adulten Neurogenese sind (Zhao et al. 2008, Mattiesen 2008, Imayoshi et al. 2009, Ma et al. 2009, Beukelaers et al. 2012). Um einen Effekt der intrathekalen Infusion auf die dortigen Zellen möglichst genau erfassen zu können, wurden beide Hirnregionen mit Hilfe einer Bildanalyse-Software vermessen und die Dichte der einzelnen Zelltypen (aktivierte Mikrogliazellen, Astrozyten, apoptotische Neurone) errechnet. Das genaue Vorgehen wurde bereits in Kapitel 2.4.9 geschildert. Die folgenden beiden Abschnitte befassen sich mit der statistischen Auswertung.

***Analyse des Gyrus dentatus:*** Im vorherigen Kapitel war bereits angemerkt worden, dass die kontinuierliche Exposition von OspC zu einer Aktivierung von Mikrogliazellen im Gyrus dentatus führte (**Abbildung 24**, aktivierte Mikroglia über Iba-1 markiert). Vergleicht man nun die Schnitte aus der Kontrollgruppe mit jenen der OspC-Gruppe, so erreicht dieser Unterschied auch statistische Signifikanz ($p = 0{,}043$). Ein signifikanter Unterschied zwischen dem linken und dem rechten Gyrus dentatus konnte nicht festgestellt werden.

Das Glial-Fibrillary-Acidic-Protein (Saures Gliafaserprotein, GFAP) dient schon seit langem in Forschung und klinischer Diagnostik als immunhistochemischer Marker für den Nachweis von Astrozyten (Lüllmann-Rauch 2003, Mulisch und Welsch 2010). Das Protein gehört zur Gruppe der Intermediärfilamente und ist für die mechanische Stabilität des astrozytären Zytoskeletts von entscheidender Bedeutung (Lüllmann-Rauch 2003). Als Folge einer akuten Schädigung oder Zerstörung von Nervengewebe kann es zu einer reaktiven Astrogliose kommen. Ähnlich der Aktivierung von Mikrogliazellen durchlaufen die betroffenen Astrozyten dann charakteristische Veränderungen in ihrer Morphologie und ihrem Stoffwechsel. So wird beispielsweise vermehrt GFAP exprimiert und das verletzte Hirnareal letztendlich von einer Glianarbe umgeben (McGraw et al. 2001, Sofroniew 2009). Bei der Untersuchung der Hirnschnitte konnte jedoch weder eine reaktive Astrogliose noch ein signifikanter Unterschied in der Astrozyten-Dichte [Zellen/mm$^2$] zwischen den beiden Gruppen festgestellt werden. Die Mediane (25./75. Perzentile) lagen hier bei 84,5 (55,2/123,7) Astrozyten/mm$^2$ für OspC vs. 76,5 (37,6/100,4) Astrozyten/mm$^2$ für die Kontrollen (p = 0,278).

In diesem Experiment wurden apoptotische Nervenzellen durch die Kombination zweier verschiedener Verfahren (In-situ-tailing und morphologische Kriterien) identifiziert.[94] Eine Anhäufung apoptotischer Nervenzellen im Gyrus dentatus konnte weder in den Gehirnen der OspC-Tiere noch in den Gehirnen der Kontroll-Tiere beobachtet werden. Beide Gruppen unterschieden sich nicht signifikant voneinander (p = 0,965). Die Dichte apoptotischer Zellen betrug im Median (25./75. Perzentile) 2,6 (0/7,1) Zellen/mm$^2$ für OspC vs. 2,5 (0/6,4) Zellen/mm$^2$ für die Kontrollen.

***Analyse der SVZ:*** Durch das Zählen aller Iba-1-markierten Mikrogliazellen innerhalb eines Bereichs von 50 µm lateral der Seitenventrikel konnte deren Anzahl pro Millimeter Seitenlänge der SVZ berechnet werden.[95] Tendenziell wurden in den subventrikulären Zonen der OspC-Tiere mehr aktivierte Mikrogliazellen gefunden als in denen der Kontrolltiere. Dieser Unterschied erreichte jedoch keine statistische Signifikanz (p = 0,274). Auch gab es keinen statistisch nachweisbaren Unterschied an Iba-1-gefärbten Zellen zwischen der linken und der rechten SVZ.[96]

### 3.2.6 Die Untersuchung der Gewebe-Homogenate

***Kein signifikanter Unterschied zwischen OspC und Kontrolle:*** Während die Auswertung der in-vitro-Versuchsdaten eine deutliche dosisabhängige Freisetzung von TNF-α, IL-6 und CXCL1 in den Überständen der Kulturplatten zeigte, konnten in den Gewebe-Homogenaten der OspC-Mäuse keine signifikant erhöhten Zyto- und Chemokin-Spiegel im Vergleich zur Kontroll-Gruppe gemessen werden.[97] Die Mediane (25./75. Perzentile) der TNF-α-Konzentrationen betrugen im frontalen Kortex 25,5 (23,4/28,9)

---

94 Vgl. Kapitel 2.4.7.

95 Vgl. Kapitel 2.4.9.

96 Sowohl die Einbettung als auch das anschließende Aufbringen der Schnitte auf den Objektträger erfolgte immer nach dem gleichen Ordnungssystem. Nur so konnte eine eindeutige Unterscheidung zwischen linker und rechter Hirnhälfte am fertigen Präparat gewährleistet werden.

97 Vgl. Kapitel 3.1.1.

pg/ml für OspC vs. 26,7 (24,7/27,3) pg/ml für die Kontrollen. Ein signifikanter Unterschied bestand nicht (p = 0,97) (**Abbildung 27**). Ähnlich sah es für TNF-α im Kleinhirn aus: 111,4 (88,3/134,3) pg/ml für OspC vs. 96,8 (81,5/144,5) pg/ml für die Kontrollen. Der p-Wert zeigte auch hier keine statistische Signifikanz (p = 0,76) (**Abbildung 28**).

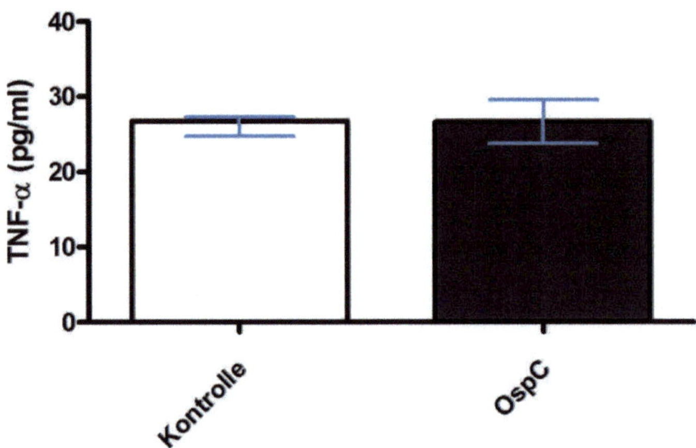


**Abbildung 27:** TNF-α-Spiegel im frontalen **Kortex**. Dargestellt sind Median + Interquartilabstand.

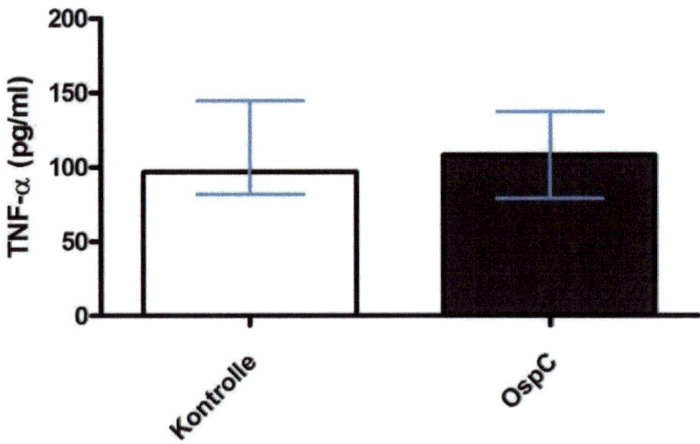


**Abbildung 28:** TNF-α-Spiegel im **Kleinhirn**. Dargestellt sind Median + Interquartilabstand.

Im Gegensatz zu dieser eher ernüchternden Erkenntnis stand die Messung der CXCL13-Spiegel: Auch hier konnte zwar kein signifikanter Unterschied zwischen den beiden Gruppen festgestellt werden, doch zeigten die OspC-Tiere eine klare Tendenz zu höheren Werten. So lag der Median (25./75. Perzentile) der CXCL13-Konzentrationen im frontalen Kortex bei 5,8 (0,09/20,2) pg/ml für OspC vs. 0,09 (0/5,6) pg/ml für die Kontrollen. Es zeigte sich jedoch kein statistisch signifikanter Unterschied ($p = 0{,}22$) (**Abbildung 29**). Noch deutlicher wird diese Tendenz bei einem Vergleich der CXCL13-Messungen in den Kleinhirn-Homogenaten beider Gruppen. Die medianen Konzentrationen (25./75. Perzentile) betrugen hier 28,5 (24/45,6) pg/ml für OspC vs. 18,3 (9,7/29,5) pg/ml für die Kontrollen. Das statistische Signifikanzniveau von $\alpha \leq 0{,}05$ wurde hier knapp verfehlt ($p = 0{,}055$) (**Abbildung 30**).

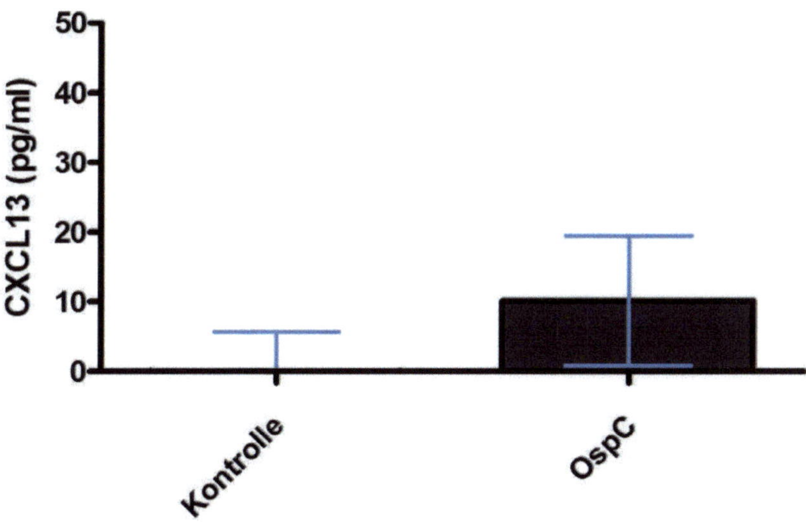


**Abbildung 29:** CXCL13-Spiegel im frontalen **Kortex**. Dargestellt sind Median + Interquartilabstand.

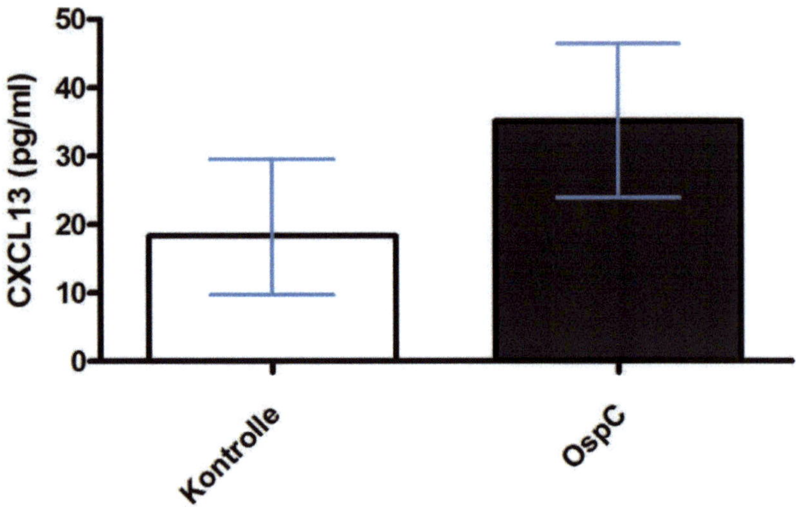


**Abbildung 30:** CXCL13-Spiegel im **Kleinhirn**. Im Graphen ist eine Tendenz zu höheren Konzentrationen bei den mit OspC behandelten Tieren zu erkennen. Der Unterschied zur Kontrollgruppe erreichte jedoch keine statistische Signifikanz (p = 0,055). Dargestellt sind Median + Interquartilabstand.

# 4 DISKUSSION

Von den zahllosen klinischen Manifestationsformen der Lyme-Borreliose zählt das Erythema migrans sicherlich zu den häufigsten Symptomen einer Infektion mit Borrelia burgdorferi (Huppertz et al. 1999, Kaiser et al. 2008, Satz 2010). In diesem ersten Krankheitsstadium bleibt die Infektion im Wesentlichen auf die Einstichstelle beschränkt („lokalisiertes Stadium"). Gelingt es dem Erreger jedoch, die erste Abwehrfront des Wirtes zu überwinden, kann er sich im gesamten Körper ausbreiten und faktisch alle Organe befallen (Übergang in das Stadium II bzw. III). In den allermeisten Fällen sind die Haut (Borrelien-Lymphozytom, Acrodermatitis chronica atrophicans), der Bewegungsapparat (Arthritiden), das Herz (Karditis) oder das Nervensystem betroffen. Diese Arbeit konzentrierte sich auf die Erforschung von Immunreaktionen im zentralen Nervensystem (ZNS) durch zwei sehr immunogene Bestandteile des Bakteriums: das **O**uter **s**urface **p**rotein C (OspC) und das **v**ariable major protein-**l**ike **s**equence **e**xpressed (VlsE). Beide Proteine wurden in Zellkulturexperimenten eingesetzt, um murine Mikrogliazellen zu stimulieren. Durch die Bestimmmung des Nitrit-Gehaltes der Proben und durch die Messung verschiedener proinflammatorischer Zyto- und Chemokine (TNF-α. IL-6, CXCLl, CXCL13) konnte die Immunreaktivität der Zellen beurteilt werden. Die in diesen Versuchen gewonnenen Daten wurden schließlich auf ein Tierexperiment übertragen, das die pathophysiologischen Prozesse bei einer chronischen Borrelien-Infektion des zentralen Nervensystems imitieren sollte. Der Versuchsaufbau, die Messmethoden und auch die Ergebnisse wurden bereits ausführlich in den vorangegangenen Kapiteln besprochen. Von großem Interesse für die moderne Infektionsforschung – insbesondere im Hinblick auf die Entwicklung von neuen Medikamenten – sind jedoch die einzelnen zellulären und molekularen Mechanismen, welche letzten Endes diese Immunreaktionen auslösen und auch aufrechterhalten können. Aus diesem Grund möchte ich im folgenden Kapitel etwas genauer auf die pathophysiologischen Prozesse der Neuroborreliose eingehen, die Erkenntnisse der zuvor beschriebenen Experimente zusammenfassen und auch versuchen, diese mit der neueren Forschungsliteratur zu vergleichen sowie gegebenenfalls kritisch zu hinterfragen.

## 4.1 Pathomechanismen der Neuroborreliose

Die Neuroborreliose des Erwachsenen gilt in Europa als die zweithäufigste Manifestationsform einer akuten Infektion mit Borrelia burgdoferi (Kaiser et al. 2008). Die epidemiologischen Daten einzelner Autoren variieren hier zwar leicht, doch scheint man sich einig zu sein, dass die Erkrankungshäufigkeit im Allgemeinen unterschätzt wird (Huppertz et al. 1999, Satz 2010). In einer der bekanntesten deutschen Studien aus dem Raum Würzburg konnte bei 3% der Borreliose-Patienten eine Mitbeteiligung des Nervensystems nachgewiesen werden (Huppertz et al. 1999). Satz schätzt diese Zahl etwas höher ein und hält eine Neuroborreliose in über 10% der Erkrankungsfälle für wahrscheinlich (Satz 2010). Amerikanische Forscher sehen eine Neuroborreliose sogar bei 10% bis 15% der unbehandelten Borreliose-Patienten (Ramesh et al. 2009).

In Europa manifestiert sich die Neuroborreliose des Erwachsenen bevorzugt in Form des Garin-Bujadoux-Bannwarth-Syndroms, einer akuten Erkrankung des peripheren Nervensystems (PNS), welche klassischerweise zu Hirnnervenausfällen (ca. 60% der Betroffenen) und sogar Lähmungen von Extremitäten führen kann (Kaiser et al. 2008). Wie bei jeder Neuroborreliose muss hier mit entzündlichen Veränderungen im Liquor gerechnet werden, sodass per se auch von einer Mitbeteiligung des zentralen Nervensystems (ZNS) gesprochen werden kann (Kaiser et al. 2008). Eigenständige Erkrankungen des ZNS – hervorgerufen durch eine Infektion mit Borrelia burgdorferi – treten in der Regel sehr selten auf und machen sich dann meist als Myelitis oder Enzephalitis bemerkbar. Der Symptomenvielfalt (Blasenstörungen, Paresen, Gangbildveränderungen, Nervenausfälle) sind hier fast keine Grenzen gesetzt (Poeck und Hacke 2006).
Die neuere Forschung nimmt mittlerweile an, dass bei einer Infiltration des zentralen Nervensystems (ZNS) durch Borrelia burgdorferi den dort ansässigen Abwehrzellen des angeborenen Immunsystems, allen voran den Mikrogliazellen, eine Schlüsselrolle bei der Infektabwehr zukommt. Über ein komplexes Rezeptorsystem (pattern recognition receptors, PRRs) können diese Zellen nämlich eine große Bandbreite infektiöser Pathogene wie Viren, Bakterien und Pilze erkennen, was die frühzeitige Einleitung von Gegenmaßnahmen ermöglicht (Kielian und Mariani 2009).[98] Bei einer beginnen-

[98] Dieses Verfahren der Rezeptorerkennung wurde bereits in Kapitel 2.3.2 vorgestellt: Das Lipopolysaccharid (LPS) gramnegativer Bakterien zählt nämlich ebenfalls zur Gruppe der **P**atho-

den Neuroborreliose wird der weitere Krankheitsverlauf wohl ganz entscheidend von dieser ersten Reaktion des angeborenen Immunsystems beeinflusst. Sie entscheidet darüber, ob es zur Ausheilung kommt oder die Infektion voranschreitet (Satz 2010). Können die Mikrogliazellen das Bakterium selbst oder auch nur einzelne Bestandteile der toten Spirochäte – wie beispielsweise die Oberflächenantigene OspC und VlsE – erkennen, wechseln diese von einem „Ruhezustand" in ein aktiviertes Stadium. Diese Aktivierung wiederum setzt eine Entzündungsreaktion in Gang (Hanisch 2002), welche durch die Ausschüttung diverser proinflammatorischer Zyto- (Weller et al. 1991, Grusell et al. 2002, Widhe et al. 2004) und Chemokine (Brown et al. 2003, Narayan et al. 2005) die Einwanderung weiterer Abwehrzellen – sowohl des angeborenen als auch des erworbenen Immunsystems – zum Ort des Geschehens erleichtert (Kielian und Mariani 2009). Konkret spielen in der Pathogenese der Neuroborreliose wohl die Toll-like-Rezeptoren der Mikrogliazellen und Astrozyten eine entscheidende Rolle (Bernardino et al. 2008, Kielian und Mariani 2009, Satz 2010). Forschungsergebnisse zur Neuroborreliose am Rhesus-Affen konnten zeigen, dass hierbei vor allem die Rezeptoren 1, 2 und 5 (TLR-1, -2, -5) beteiligt sind (Bernardino et al. 2008). Die genauen Mechanismen erscheinen jedoch äußerst komplex und wurden trotz immenser Fortschritte in den letzten Jahren immer noch nicht vollständig verstanden. Offenbar existiert sogar ein TLR-unabhängiger Signalweg über einen bislang unbekannten Rezeptor (Satz 2010).

Die Versuche der vorliegenden Arbeit basieren auf der Annahme, dass bei einer Borrelieninfektion des zentralen Nervensystems kontinuierlich kleine Bestandteile des Erregers in den Extrazellular- und Liquorraum abgegeben werden. Dies führt zu einer dauerhaften Entzündungsreaktion und Aktivierung der dort ansässigen Immunzellen. Werden diese entzündlichen Prozesse nun über einen längeren Zeitraum aufrechterhalten – wofür offenbar nicht mal große Erregermengen notwendig sind (Lebech et al. 2000, Cerar et al. 2008) – so kann dies ernsthafte Schäden am zentralen Nervensystem

---

gen **a**ssoziierten **M**olekular-**P**rofile (**p**athogen-**a**ssociated **m**olecular **p**atterns, PAMPs) und wird über den Toll-artigen Rezeptor -4 (Toll like receptor-4, TLR-4) erkannt. Einige dieser **T**oll-**l**ike **R**ezeptoren (TLRs) zählen zum Arsenal der soeben erwähnten PRRs der Mikrogliazellen. Eine Kurzübersicht zu diesen Rezeptorgruppen und weiterführende Literaturangaben findet der Leser bei Kielian und Mariani (Kielian und Mariani 2009). Die genauen Mechanismen der rezeptorvermittelten Signalübertragung sollen nicht Thema der vorliegenden Arbeit sein.

verursachen. Die Forschungsergebnisse der Arbeitsgruppe um Ramesh et. al legen gar die Vermutung nahe, dass die starke Schädigung des neuronalen Gewebes durch körpereigene Abwehrzellen auch das Resultat einer direkten Interaktion zwischen dem Erreger und dem Neuron selbst sein könnte. So scheinen Neurone der Hinterwurzelstränge im Rückenmark bei Kontakt mit Borrelia burgdorferi zur Produktion von Immunmediatoren wie IL-6 angeregt zu werden (Ramesh et al. 2009). Der genaue pathophysiologische Ablauf bleibt jedoch weiterhin unklar. In jedem Fall schädigt die auf den Erregerkontakt einsetzende Immunantwort neuronales Gewebe und stört dessen reibungslose Funktion.

## 4.2 Immunreaktionen in vitro bei Stimulation mit OspC und VlsE

Die Stimulationsversuche mit OspC zeigten in vitro eine dosisabhängige Freisetzung von NO, TNF-α, IL-6 und CXCL1. Anhand dieser Daten konnte für NO eine Dosis-Wirkungskurve erstellt werden, aus welcher sich auch die $EC_{50}$-Konzentration errechnen ließ [$Y = Bottom + (Top - Bottom) / (1 + 10^{LogEC50 - X})$].[99] Unter „$EC_{50}$" versteht man in der Pharmakologie und Toxikologie jene Stoffkonzentration, bei der ein halbmaximaler Effekt eintritt (Lüllmann et al. 2006). Diese Informationen waren für die Planung des Tierexperiments von enormer Wichtigkeit, da sich aus der Literatur keine Dosis-Wirkungsbeziehungen für OspC ableiten ließen. Die vom Pumpensystem während der 28 Versuchstage täglich in den Ventrikelraum abgegebene Menge von 5 µg OspC wurde wie folgt aus unseren in-vitro-Daten ermittelt: Das Liquorvolumen[100] einer erwachsenen Maus beträgt ungefähr 36,5 µl. Pro Minute werden nun ca. 0,89 % dieses Volumens ausgetauscht (≈ 0,32 µl) (Davson et al. 1987). Somit wird der Liquor im Verlaufe eines Tages (0,32 µl * 60 [min] * 24 [h] ≈ 468 µl Gesamtvolumen Liquor pro Tag) geschätzte 13-mal komplett erneuert (468 µl / 36,5 µl ≈ 13). Dies bedeutet, dass pro Versuchstag 5 µg OspC in ungefähr 468 µl Flüssigkeit gelöst werden. Runden

---

[99] Die Rechnungen wurden mit der Statistiksoftware GraphPad Prism 5.01 für Windows durchgeführt (GraphPad Software, San Diego, CA, USA). Vgl. hierzu die Ausführungen in Kapitel 3.1.1.

[100] Das Liquorvolumen einer erwachsenen Maus wird in der Literatur meist mit ungefähren Werten zwischen 35 µl und 40 µl angegeben. Eine exakte Bestimmung ist schwierig. Unter anderem scheinen hier auch das Alter sowie der Gesundheitszustand des Tieres eine nicht zu unterschätzende Rolle zu spielen. Vgl. hierzu die Arbeit von Johanson (Johanson et al. 2008).

wir diesen Wert auf 0,5 ml, lässt sich die tägliche OspC-Konzentration im Ventrikelraum auf 10 µg/ml bzw. 10 mg/l schätzen. Wie aus der **Abbildung 4** in Kapitel 3.1.1 ersichtlich wird, wurde mit dieser Konzentration in vitro eine maximale Stimulation der Zellen erzielt. Die durch das Pumpensystem applizierte Dosis von 5 µg OspC pro Tag sollte also auch in vivo ausreichend sein, um eine Immunreaktion im zentralen Nervensystem der Nagetiere hervorzurufen.

Die obige Rechnung nimmt als Vereinfachung an, dass zwischen dem Extrazellularraum des Hirngewebes und dem eigentlichen Liquorraum kein Austausch von Flüssigkeit stattfindet. In der Realität ist dies jedoch nicht der Fall. Es ist davon auszugehen, dass sehr wohl ein gewisser Flüssigkeitsaustausch zwischen beiden Räumen existiert. Demzufolge verteilt sich die tägliche OspC-Dosis von 5 µg zusätzlich noch auf den hirneigenen Extrazellularraum. Das Gehirn unserer C57BL/6-Mäuse umfasst in etwa ein Volumen von 0,5 ml (Badea et al. 2007).[101] Der Extrazellularraum macht ca. 10 % der Hirnmasse aus (Davson et al. 1987). Somit beträgt sein geschätztes Volumen in etwa 50 µl. Wie oft pro Tag diese 50 µl nun wiederum ausgetauscht werden, kann nicht mit vollständiger Sicherheit gesagt werden. Wahrscheinlich ist der Austausch im Hirngewebe langsamer als im Ventrikelsystem und die Geschwindigkeit differiert in den einzelnen Hirnregionen in Abhängigkeit von der Entfernung zum Liquorraum (Davson et al. 1987). Für unsere Versuche nahmen wir jedoch an, dass bei einer täglichen Applikation von 5 µg eine Konzentration von > 1 µg/ml (bzw. 1 mg/l) OspC in der extrazellulären Flüssigkeit vorherrschen dürfte. Dieser Wert liegt immer noch deutlich über der errechneten $EC_{50}$-Konzentration für die NO-Freisetzung (vgl. hierzu die Messergebnisse in Kapitel 3.1.1).

Eine ausführliche Diskussion der Stimulationsversuche mit VlsE erübrigt sich wohl an dieser Stelle: Der im Forschungszentrum Borstel durchgeführte Limulus-Amöbozyten-Lysat-Test belegt eine nicht mehr blockierbare Verunreinigung der VlsE-Proben. Somit kann nicht ausgeschlossen werden, dass die NO-Freisetzung auf den Abbildungen 8, 9 und 10 ein Produkt der Kontamination mit LPS ist. Daher lässt sich auch die Fra-

[101] Dieser Wert beruht auf eigenen Beobachtungen unserer Arbeitsgruppe. Er deckt sich aber auch mit den Ergebnissen magnetresonanzmikroskopischer Untersuchungen (MRM) einer amerikanischen Forschergruppe (Badea et al. 2007).

ge, ob VlsE Mikrogliazellen in vitro stimuliert und zur Synthese von NO anregt, in dieser Arbeit nicht beantworten. Ebenso kann aufgrund der hier vorliegenden Daten keine Aussage zur Freisetzung anderer proinflammatorischer Substanzen – wie z.B. TNF-$\alpha$ – getroffen werden.

## 4.3 Immunreaktionen in vivo bei Stimulation mit OspC

Mit dem hier vorgestellten Tierexperiment wurde das Ziel verfolgt, einen entzündlichen Prozess im zentralen Nervensystem für die Dauer von 28 Tagen zu simulieren. Die dazu eingesetzte pathogene Komponente, das Outer surface protein C (OspC), stammte vom Borrelia garinii Stamm 20047. Diese Subspezies von Borrelia burgdorferi sensu lato ist nach heutiger Forschungsmeinung für die meisten Fälle von Neuroborreliose in Europa verantwortlich (Lebech 2002, Cerar et al. 2008). Aus diesem Grund erschien es uns sinnvoll, mit Proteinen dieses Bakteriums zu arbeiten.

Der Ablauf und die Ergebnisse der tierexperimentellen Versuche sollten aus den vorangegangenen Kapiteln bekannt sein. Es stellt sich sicherlich die Frage, warum für diesen Versuch Borrelienbestandteile und keine lebenden Borrelien genutzt wurden. Gerade Gliazellen scheinen doch in vitro besonders stark auf das Bakterium zu reagieren (Bernardino et al. 2008). Sieht ein Stimulationsversuch in vivo daher nicht Erfolg versprechend aus? In der Theorie ist diese Annahme korrekt. Ein Versuch mit lebenden Bakterien setzt jedoch mehrere Bedingungen voraus, die insbesondere angesichts des komplexen und aufwändigen Versuchsaufbaus (Training der Tiere, Implantation des Pumpensystems, regelmäßige Kontrolle von Gewicht und Gesundheit, regelmäßige Durchführung der neuropsychologischen und motorischen Testverfahren) nur schwer einzuhalten sind. Ein erstes Problem stellt hierbei die kulturelle Anzucht des Erregers dar, die per se schon als recht schwierig einzustufen ist (Justies 2003). In einem nächsten Schritt müsste dafür gesorgt werden, dass jedes Tier die gleiche Menge Bakterien „erhält“ und diese sich in ihrer Pathogenität möglichst nicht voneinander unterscheiden. Häufig stellt hier auch die „Reinheit“ der bakteriellen Nährlösung ein ernsthaftes Problem dar, da diese keine Immunostimulantien, wie z.B. LPS, enthalten darf. Der Vorteil einer Arbeit mit rekombinanten Proteinen liegt dagegen auf der

Hand: Diese sind in einer ausreichenden und fest definierten Konzentration vorhanden. Unterschiede gibt es nicht. Sicherlich muss hier jedoch vor Versuchsbeginn abgewogen werden, welche messbare Wirkung von einem einzelnen Protein zu erwarten ist. In der Forschungsliteratur ist der schädigende Einfluss von OspC unumstritten. In einem Tierexperiment mit Ratten konnte beispielsweise gezeigt werden, dass die beiden Oberflächenproteine OspA und OspC bei direkter, intraartikulärer Injektion schwere Gelenksentzündungen hervorrufen können (Batsford et al. 2004).

In diesem Experiment wurde OspC über eine implantierte Kanüle direkt in den Ventrikelraum der Versuchstiere gepumpt – im Prinzip also ein sehr aufwändiges Vorgehen. Dies war jedoch nötig, da die systemische Gabe des Proteins nicht zu einer ausreichenden Anflutung im Extrazellular- und Liquorraum geführt hätte. Außerdem wäre hierbei die Induktion einer systemischen Immunreaktion – vielleicht sogar mit der Folge einer septischen Enzephalopathie – eine mögliche Komplikation gewesen. Um nun das ZNS auf natürlichem Wege zu infizieren (Eindringen des Erregers über die Haut und anschließende Verteilung über die Blutbahn), muss in der Regel zuerst die Blut-Hirn-Schranke überwunden werden. Dies stellt einzelne Proteine wie OspC meist vor ein unüberwindbares Hindernis. Wie dies hingegen ein Bakterium wie Borrelia burgdorferi konkret bewerkstelligt, ist bis heute ungeklärt und Gegenstand intensiver Forschungsarbeit (Comstock und Thomas 1989, Szczepanski et al. 1990, Grab et al. 2005). Eine Umgehung dieses „normalen Infektionsweges“ musste daher in Kauf genommen werden, um ausreichend hohe Konzentrationen an OspC im ZNS zu erzielen. Betrachtet man in diesem Zusammenhang einmal den Verlauf natürlicher Borrelieninfektionen bei Nagetieren, wird die Problematik noch deutlicher: Beim Menschen, und insbesondere bei Kindern, stellt die Fazialisparese im Rahmen einer Neuroborreliose eines der häufigsten Krankheitssymptome dar (Christen und Eiffert 2003, Kaiser und Fingerle 2009). Die Infektion folgt hier dem natürlichen Infektionsweg über die Haut und die Blutbahn. Eine Arbeitsgruppe aus Göttingen versuchte 2004 in einem Tierversuch mit Ratten eben diesen Krankheitsverlauf zu imitieren. Die Borrelien wurden den Tieren hierzu intrakutan injiziert und der Erreger konnte schließlich in mehreren Organsystemen (Herz, Gehirn, periphere Nerven) nachgewiesen werden. Krankheitssymptome oder gar eine Fazialisparese wie beim Menschen entwickelten sich jedoch nicht. Es konnte lediglich eine Nervenentzündung beobachtet werden (Eiffert et al. 2004). Die Erkenntnisse der Göttinger Gruppe spiegeln auch die Ergebnisse ähnlicher Experimente bei Mäusen und Affen wieder. Eine Fazialisparese blieb auch bei diesen Tierarten aus (Barthold et al. 1993, Pachner et al. 2001 a, Pachner et al. 2001 b). Es gilt somit festzuhalten, dass Borrelia burgdorferi zwar das ZNS der obigen Spezies infiltriert, sich manifeste Krankheitssymptome jedoch eher an anderen Organen (Karditis, Arthritis) abspielen. Die Methode der intraventrikulären Infusion von OspC erschien somit die einzige sinnvolle Möglichkeit, die immunologischen Prozesse einer Neuroborreliose in einem Tiermodell zu imitieren.

Welche Erkenntnisse lassen sich nun aus der vorliegenden Arbeit für die Borrelienforschung gewinnen? Neben einer signifikant höheren Anzahl an Iba-1-markierten Zellen im Gyrus dentatus konnten vor allem deutlich größere axonale Schäden in den histologischen Schnitten der OspC-Mäuse beobachtet werden. Dies belegt zwar keineswegs, dass die in der OspC-Gruppe vermehrt aktivierten Mikrogliazellen auch für die Schädigung der Nervenfasern verantwortlich sind, doch gibt es hierfür Hinweise in der Literatur (Iliev et al. 2004). Die genauen Mechanismen dieser Zellschädigung werden derzeit intensiv beforscht (Ramesh et al. 2009). Vielleicht handelt es sich um eine zielgerichtete Reaktion der Mikrogliazellen gegen neuronales Gewebe nachdem dieses in Kontakt mit bakteriellen Komponenten getreten ist (Ramesh et al. 2009), vielleicht aber auch um eine fehlgeleitete Antikörperreaktion gegen dem OspC ähnelnde körpereigene Antigene. Derartige Kreuzreaktionen sind schließlich auch für andere Bestandteile von Borrelia burgdorferi bekannt (Sigal 1993, Alaedini und Latov 2005). Die Möglichkeit der Kreuzreaktivität scheint jedoch eher unwahrscheinlich, da in allen Gehirnschnitten nur sehr wenige und meist auch vereinzelte T- und B-Zellen gefunden wurden. Vielleicht wäre hier bei der Arbeit mit lebenden Bakterien eine stärkere Einwanderung von Immunzellen zu erkennen gewesen, wie dies auch in der Frühphase der Neuroborreliose beim Menschen im Liquor der Fall ist (Jacobsen et al. 2003).

Vor dem obigen Hintergrund gestaltet sich die Interpretation der Ergebnisse der motorischen und neuropsychologischen Testverfahren als nicht ganz einfach: Trotz des histologisch sichtbaren axonalen Schadens gibt es keinerlei Anhalt für eine motorische oder kognitive Funktionseinschränkung. Beide Versuchsgruppen – OspC und Kontrollen – absolvierten problemlos alle an sie gestellten Aufgaben (Seiltest, Rotarod, Morris-Wasserlabyrinth). Im zeitlichen Verlauf ist sogar ein Trainingseffekt zu erkennen (vgl. hierzu Kapitel 3.2.4.). Am ehesten lässt sich diese Beobachtung wohl damit erklären, dass das Ausmaß der axonalen Schädigung nicht groß genug war, um einen messbaren Unterschied zwischen Kontroll- und OspC-Gruppe festzustellen.

Die Messung der CXCL13-Spiegel wirft ebenfalls neue Fragen auf: In vitro konnte das Chemokin zwar nicht in den Überständen der mit OspC stimulierten Zellen gemessen werden, doch zeigen die Untersuchungen der Gewebe-Homogenate eine deutliche Tendenz zu höheren Werten in der OspC-Gruppe (vgl. hierzu Kapitel 3.2.6). Könnte es sein, dass Mikrogliazellen gar nicht für die Freisetzung von CXCL13 verantwortlich sind? Oder werden dafür weitere Mediatoren benötigt, die von anderen Zellen (Endothelzellen, Lymphozyten) produziert werden? Auch in der neueren Forschungsliteratur lassen sich diesbezüglich keine eindeutigen Antworten finden (Ramesh et al. 2009, Rupprecht et al. 2009). Diese Fragen müssen daher im Rahmen von zukünftigen Studien beantwortet werden.

# 5 ZUSAMMENFASSUNG

In der vorliegenden Arbeit wurden Immunreaktionen im zentralen Nervensystem bei Stimulation mit Bestandteilen von Borrelia burgdorferi untersucht. Hierzu wurden sowohl Versuche in vitro als auch in vivo durchgeführt: In vitro wurden primäre Mikrogliazellen der Maus mit den Oberflächenproteinen OspC und VlsE stimuliert und die Freisetzung von Stickstoffmonoxid (NO) sowie spezifischer Zyto- und Chemokine gemessen. In vivo wurde Labormäusen über einen Zeitraum von 28 Tagen OspC mittels einer implantierten Kanüle direkt in den Ventrikelraum appliziert. Der Gesundheitszustand der Tiere sowie deren motorische und neuropsychologische Leistungsfähigkeit wurden während der gesamten Versuchsdauer kontinuierlich überprüft. Hierzu wurden die folgenden Testverfahren eingesetzt: Seiltest, Rotarod-Test und das Morris-Wasserlabyrinth. Im Anschluss an diese 28-tägige Versuchsphase wurden die Gehirne der Tiere histologisch untersucht. Außerdem wurden Homogenate des frontalen Neokortex und des Kleinhirns angefertigt. Darin wurden ebenfalls Entzündungsparameter (TNF-α, CXCL13) gemessen. Vor dem Hintergrund der in Kapitel 1.4 gestellten Fragen, können aus dieser Arbeit folgende Erkenntnisse gewonnen werden:

- Die in-vitro-Versuche zeigten eindeutig, dass das Oberflächenprotein OspC Mikrogliazellen stimuliert und aktiviert. Es wurde eine Vielzahl proinflammatorischer Entzündungsparameter (NO, TNF-α, etc.) freigesetzt. Aufgrund der Kontamination der VlsE-Proben kann zu diesem Oberflächenprotein jedoch keine Aussage getroffen werden.
- In vivo konnte kein Unterschied zwischen den beiden Versuchsgruppen (OspC vs. Kontrolle) beobachtet werden. Die intraventrikuläre Applikation von OspC scheint keinen messbaren Einfluss auf die motorische und neuropsychologische Leistungsfähigkeit der Tiere gehabt zu haben. In den histologischen Präparaten konnte jedoch eine stärkere Mikroglia-Aktivierung und auch ein größerer axonaler Schaden beobachtet werden. Anzeichen für entzündliche Prozesse gibt es kaum. Es konnten nur vereinzelt B- und T-Zellen gefunden werden.
- Eine direkte Zellschädigung in vitro konnte durch den WST-1-Test für OspC und VlsE ausgeschlossen werden. In vivo ist zwar ein signifikant größerer axonaler Schaden in der OspC-Gruppe zu verzeichnen, jedoch gibt es keine

eindeutigen Beweise, ob dieser Schaden eine Folge der Entzündungsreaktion oder gar Folge einer direkten Interaktion zwischen Protein und Axon ist. Forschungsergebnisse anderer Untersuchungen lassen jedoch auf einen durch die Mikrogliazellen verursachten Schaden schließen.

- Die Ergebnisse dieser Arbeit bestätigen die von der Forschung angenommenen starken immunogenen Eigenschaften von OspC. In der Pathogenese der Lyme-Neuroborreliose scheint dieses Oberflächenprotein eine nicht zu unterschätzende Rolle zu spielen. Es sind jedoch noch weitere Untersuchungen notwendig, um diese Prozesse im Detail zu verstehen.

# 6 LITERATURVERZEICHNIS

Alaedini A, Latov N (2005): Antibodies against OspA epitopes of Borrelia burgdorferi crossreact with neural tissue. J Neuroimmunol 159, 192–195

Atwood KN: Gewebeverarbeitung; in: Handbuch Immunchemische Färbemethoden, 3. Auflage; hrsg. von Boenisch T; DakoCytomation Corp., Carpinteria, CA, USA 2003, 59-62

Bacon RM, Biggerstaff BJ, Schriefer ME, Gilmore RD Jr, Philipp MT, Steere AC, Wormser GP, Marques AR, Johnson BJ (2003): Serodiagnosis of Lyme disease by kinetic enzymelinked immunosorbent assay using recombinant VlsE1 or peptide antigens of Borrelia burgdorferi compared with 2-tiered testing using whole-cell lysates. J Infect Dis 187, 1187-1199

Badea A, Ali-Sharief AA, Johnson GA (2007): Morphometric analysis of the C57BL/6J mouse brain. NeuroImage 37, 683-693

Bankhead T, Chaconas G (2007): The role of VlsE antigenic variation in the Lyme disease spirochete: persistence through a mechanism that differs from other pathogens. Mol Microbiol 65, 1547-1558

Barthold SW, de Souza MS, Janotka JL, Smith AL, Persing DH (1993): Chronic Lyme borreliosis in the laboratory mouse. Am J Pathol 143, 959-971

Batsford S, Dunn J, Mihatsch M (2004): Outer surface lipoproteins of Borrelia burgdorferi vary in their ability to induce experimental joint injury. Arthritis Rheum 50, 2360-2369

Bernardino ALF, Myers TA, Alvarez X, Hasegawa A, Philipp MT (2008): Toll-Like Receptors: Insights into Their Possible Role in the Pathogenesis of Lyme Neuroborreliosis. Infect Immun 76, 4385-4395

Beukelaers P, Vandenbosch R, Caron N, Nguyen L, Moonen G, Malgrange B (2012): Cycling or not cycling: cell cycle regulatory molecules and adult neurogenesis. Cell Mol Life Sci 69, 1493-1503

Boenisch T: Färbemethoden - Detektionssysteme; in: Handbuch Immunchemische Färbemethoden, 3. Auflage; hrsg. von Boenisch T; DakoCytomation Corp., Carpinteria, CA, USA 2003 a, 34-42

Boenisch T: Hintergrundfärbung; in: Handbuch Immunchemische Färbemethoden, 3. Auflage; hrsg. von Boenisch T; DakoCytomation Corp., Carpinteria, CA, USA 2003 b, 46-52

Boenisch T: Grundlagen der Enzymatik; in: Handbuch Immunchemische Färbemethoden, 3. Auflage; hrsg. von Boenisch T; DakoCytomation Corp., Carpinteria, CA, USA 2003 c, 18-22

Bortz J: Statistik für Human- und Sozialwissenschaftler, 6. Auflage; Springer Verlag, Heidelberg 2005

Brown CR, Blaho VA, Loiacono CM (2003): Susceptibility to experimental Lyme arthritis correlates with KC and monocyte chemoattractant protein-1 production in joints and requires neutrophil recruitment via CXCR2. J Immunol 171, 893-901

Brunholz S, Sisodia S, Lorenzo A, Deyts C, Kins S, Morfini G (2012): Axonal transport of APP and the spatial regulation of APP cleavage and function in neuronal cells. Exp Brain Res 217, 353-364

Burgdorfer W (1984): Discovery of the Lyme disease spirochete and its relation to tick vectors. Yale J Biol Med 57, 515-520

Burgdorfer W (2001): Arthropod-borne spirochetoses: a historical perspective. Eur J Clin Microbiol Infect Dis 20, 1-5

Burgdorfer W, Barbour AG, Hayes SF, Benach JL, Grunwaldt E, Davis JP (1982): Lyme disease: a tick-borne spirochetosis? Science 216, 1317-1319

Cardoso LS, Araujo MI, Góes AM, Pacífico LG, Oliveira RR, Oliveira SC (2007): Polymyxin B as inhibitor of LPS contamination of Schistosoma mansoni recombinant proteins in human cytokine analysis. Microb Cell Fact 6, 1

Cerar T, Ogrinc K, Cimperman J, Lotrič-Furlan S, Strle F, Ružić-Sabljić E (2008): Validation of cultivation and PCR methods for diagnosis of Lyme neuroborreliosis. J Clin Microbiol 46, 3375-3379

Christen HJ, Eiffert H (2003): Lyme-Borreliose: Haut- und Nervensystem. Monatsschr Kinderheilkd 151, 1146-1155

Comstock LE, Thomas DD (1989): Penetration of endothelial cell monolayers by Borrelia burgdorferi. Infect Immun 57, 1626–1628

Couette L, Botkin DJ, Gao L, Norris SJ (2009): Detailed Analysis of Sequence Changes Occurring during vlsE Antigenic Variation in the Mouse Model of Borrelia burgdorferi Infection. PLoS Pathog 5, e1000293

Cullen PA, Haake DA, Adler B (2004): Outer membrane proteins of pathogenic spirochetes. FEMS Microbiol Rev 28, 291-318

Davson H, Welch K, Segal MB: Physiology and pathophysiology of the cerebrospinal fluid; Churchill Livingstone, Edinburgh-London 1987

Dinser R, Jendro MC, Schnarr S, Zeidler H (2005): Antibiotic treatment of Lyme borreliosis: what is the evidence? Ann Rheum Dis 64, 519–523

Ebert S, Gerber J, Bader S, Mühlhauser F, Brechtel K, Mitchell TJ, Nau R (2005): Dose-dependent activation of microglial cells by Toll-like receptor agonists alone and in combination. J Neuroimmunol 159, 87-96

Eicken C, Sharma V, Klabunde T, Lawrenz MB, Hardham JM, Norris SJ, Sacchettini JC (2002): Crystal structure of Lyme disease variable surface antigen VlsE of Borrelia burgdorferi. J Biol Chem 277, 21691-21696

Eiffert H, Karsten A, Schlott T, Ohlenbusch A, Laskawi R, Hoppert M, Christen HJ (2004): Acute peripheral facial palsy in Lyme disease – a distal neuritis at the infection site. Neuropediatrics 35, 267-273

Elmore S (2007): Apoptosis: a review of programmed cell death. Toxicol Pathol 35, 495–516

Farmilo AJ, Stead RH: Fixierung; in: Handbuch Immunchemische Färbemethoden, 3. Auflage; hrsg. von Boenisch T; DakoCytomation Corp., Carpinteria, CA, USA 2003, 23-29

Feder HM, Johnson BJB, O'Connell S, Shapiro ED, Steere AC, Wormser GP (2007): A critical appraisal of „chronic lyme disease“. N Engl J Med 357, 1422-1430

Fuchs R, Jauris S, Lottspeich F, Preac-Mursic V, Wilske B, Soutschek E (1992): Molecular analysis and expression of a Borrelia burgdorferi gene encoding a 22 kDa protein (pC) in Escherichia coli. Mol Microbiol 6, 503-509

Galamb O, Gyõrffy B, Sipos F, Dinya E, Krenács T, Berczi L, Szõke D, Spisák S, Solymosi N, Németh AM, Juhász M, Molnár B, Tulassay Z (2008): Helicobacter pylori and antrum erosion-specific gene expression patterns: the discriminative role of CXCL13 and VCAM1 transcripts. Helicobacter 13, 112-126

Gavrieli Y, Sherman Y, Ben-Sasson S (1992): Identification of programmed cell death in situ via specific labeling of nuclear DNA fragmentation. J Cell Biol 119, 493–501

Gerber J, Brück W, Stadelmann C, Bunkowski S, Lassmann H, Nau R (2001): Expression of death-related proteins in dentate granule cells in human bacterial meningitis. Brain Pathol 11, 422-431

Gerber J, Böttcher T, Bering J, Bunkowski S, Brück W, Kuhnt U, Nau R (2003): Increased neurogenesis after experimental Streptococcus pneumoniae meningitis. J Neurosci Res 73, 441-446

Girard YA, Fedorova N, Lane RS (2011): Genetic Diversity of Borrelia burgdorferi and Detection of B. bissettii-Like DNA in Serum of North-Coastal California Residents. J Clin Microbiol 49, 945-954

Goettner G, Schulte-Spechtel U, Hillermann R, Liegl G, Wilske B, Fingerle V (2005): Improvement of Lyme borreliosis serodiagnosis by a newly developed recombinant immunoglobulin G (IgG) and IgM line immunoblot assay and addition of VlsE and DbpA homologues. J Clin Microbiol 43, 3602-3609

Grab DJ, Perides G, Dumler JS, Kim KJ, Park J, Kim YV, Nikolskaia O, Choi KS, Stins MF, Kim KS (2005): Borrelia burgdorferi, host-derived proteases, and the blood-brain barrier. Infect Immun 73, 1014–1022

Grabe HJ, Spitzer C, Lüdemann J, Guertler L, Kramer A, John U, Freyberger HJ, Völzke H (2008): No association of seropositivity for anti-Borrelia IgG antibody with mental and physical complaints. Nord J Psychiatry 62, 386-391

Grasl-Kraupp B, Ruttkay-Nedecky B, Koudelka H, Bukowska K, Bursch W, Schulte-Hermann R (1995): In situ detection of fragmented DNA (TUNEL assay) fails to discriminate among apoptosis, necrosis, and autolytic cell death: a cautionary note. Hepatology 21, 1465-1468

Grimm D, Tilly K, Byram R, Stewart PE, Krum JG, Bueschel DM, Schwan TG, Policastro PF, Elias AF, Rosa PA (2004): Outer-surface protein C of the Lyme disease spirochete: a protein induced in ticks for infection of mammals. Proc Natl Acad Sci USA 101, 3142-3147

Gross C (2000): Neurogenesis in the adult brain: death of a dogma. Nat Rev Neurosci 1, 67-73

Grusell M, Widhe M, Ekerfelt C (2002): Increased expression of the Th1-inducing cytokines interleukin-12 and interleukin-18 in cerebrospinal fluid but not in sera from patients with Lyme neuroborreliosis. J Neuroimmunol 131, 173–178

Hanisch UK (2002): Microglia as a scource and target of cytokines. Glia 40, 140-155

Hengge UR, Tannapfel A, Tyring SK, Erbel R, Arendt G, Ruzicka T (2003): Lyme borreliosis. Lancet Infect Dis 3, 489-500

Herold G: Infektionskrankheiten; in: Innere Medizin; hrsg. von Herold G; Köln 2009, 826-827

Huppertz HI, Böhme M, Standaert SM, Karch H, Plotkin SA (1999): Incidence of Lyme borreliosis in the Würzburg region of Germany. Eur J Clin Microbiol Infect Dis 18, 697-703

Iliev AI, Stringaris AK, Nau R, Neumann H (2004): Neuronal injury mediated via stimulation of microglial toll-like receptor-9 (TLR9). FASEB J 18, 412-414

Imayoshi I, Sakamoto M, Ohtsuka T, Kageyama R (2009): Continuous neurogenesis in the adult brain. Dev Growth Differ 51, 379-386

Jacobsen M, Zhou D, Cepok S, Nessler S, Happel M, Stei S, Wilske B, Sommer N, Hemmer B (2003): Clonal accumulation of activated CD8+ T cells in the central nervous system during the early phase of neuroborreliosis. J Infect Dis 187, 963–973

Johanson CE, Duncan JA, Klinge PM, Brinker T, Stopa EG, Silverberg GD (2008): Multiplicity of cerebrospinal fluid functions: New challenges in health and disease. Cerebrospinal Fluid Res 5, 10

Justies N: Effektorfunktionen von Makrophagen nach Aktivierung mit Borrelia Burgdorferi. Biol. Diss. Freiburg im Breisgau 2003

Kahnert A, Höpken UE, Stein M, Bandermann S, Lipp M, Kaufmann SH (2007): Mycobacterium tuberculosis triggers formation of lymphoid structure in murine lungs. J Infect Dis 195, 46-54

Kaiser R (2004): Verlauf der akuten und chronischen Neuroborreliose nach Behandlung mit Ceftriaxon. Nervenarzt 75, 553-557

Kaiser R, Fingerle V (2009): Neuroborreliose. Nervenarzt 80, 1239-1251

Kaiser R, Kölmel HW, Pfister HW, Rauer S, Schmutzhard E, Sturzenegger M, Wilske B: Neuroborreliose (Leitlinie der Deutschen Gesellschaft für Neurologie), in: Leitlinien für die Diagnostik und Therapie in der Neurologie, 4. Auflage; hrsg. von Diener HC, Putzki N; Georg Thieme Verlag, Stuttgart 2008

Kalish RA, McHugh G, Granquist J, Shea B, Ruthazer R, Steere AC (2001 a): Persistence of IgM or IgG antibody responses to Borrelia burgdorferi 10 to 20 years after active Lyme disease. Clin Infect Dis 33, 780-785

Kalish RA, Kaplan RF, Taylor E, Jones-Woodward L, Workman K, Steere AC (2001 b): Evaluation of study patients with Lyme disease, 10-20-year follow-up. J Infect Dis 183, 453-460

Kempermann G, Jessberger S, Steiner B, Kronenberg G (2004): Milestones of neuronal development in the adult hippocampus. Trends Neurosci 27, 447-452

Kermer P, Liman J, Weishaupt J, Bähr M (2004): Neuronal apoptosis in neurodegenerative diseases: from basic research to clinical application. Neurodegener Dis 1, 9-19

Key M: Antigendemaskierung (Epitop-Retrieval); in: Handbuch Immunchemische Färbemethoden, 3. Auflage; hrsg. von Boenisch T; DakoCytomation Corp., Carpinteria, CA, USA 2003, 30-33

Kielian T, Mariani MM (2009): Microglia in Infectious Diseases of the Central Nervous System. J Neuroimmune Pharmacol 4, 448-461

Koo EH, Sisodia SS, Archer DR, Martin LJ, Weidemann A, Beyreuther K, Fischer P, Masters CL, Price DL (1990): Precursor of amyloid protein in Alzheimer disease undergoes fast anterograde axonal transport. Proc Natl Acad Sci USA 87, 1561-1565

Larsson C: Pathobiology of African relapsing fever Borrelia. Med. Diss. Umeå 2007

Lawrenz MB, Wooten RM, Norris SJ (2004): Effects of vlsE complementation on the infectivity of Borrelia burgdorferi lacking the linear plasmid lp28-1. Infect Immun 72, 6577-6585

Lebech AM (2002): Polymerase chain reaction in diagnosis of Borrelia burgdorferi infections and studies on taxonomic classification. APMIS Suppl 105, 1-40

Lebech AM, Hansen K, Brandrup F, Clemmensen O, Halkier-Sørensen L (2000): Diagnostic value of PCR for detection of Borrelia burgdorferi DNA in clinical specimens from patients with erythema migrans and Lyme neuroborreliosis. Mol Diagn 5, 139-150

Lüllmann H, Mohr K, Hein L: Pharmakologie und Toxikologie. Arzneimittelwirkungen verstehen – Medikamente gezielt einsetzen, 16. Auflage; Georg Thieme Verlag, Stuttgart 2006

Lüllmann-Rauch R: Histologie: Verstehen, Lernen, Nachschlagen; Georg Thieme Verlag, Stuttgart 2003

Ma DK, Bonaguidi MA, Ming GL, Song H (2009): Adult neural stem cells in the mammalian central nervous system. Cell Res 19, 672-682

Marangoni A, Moroni A, Accardo S, Cevenini R (2008): Borrelia burgdorferi VlsE antigen for the serological diagnosis of Lyme borreliosis. Eur J Clin Microbiol Infect Dis 27, 349-354

Mattiesen W: Neurogenese und Apoptose im hippokampalen Gyrus dentatus bei Autopsiefällen nach hypoxischem Hirnschaden und Subarachnoidalblutung. Med. Diss. Göttingen 2008

McDowell JV, Sung SY, Hu LT, Marconi RT (2002): Evidence that the variable regions of the central domain of VlsE are antigenic during infection with Lyme disease spirochetes. Infect Immun 70, 4196-4203

McGraw J, Hiebert GW, Steeves JD (2001): Modulating astrogliosis after neurotrauma. J Neurosci Res 63, 109-115

Miklossy J, Kuntzer T, Bogousslavsky J, Regli F, Janzer RC (1990): Meningovascular form of neuroborreliosis: similarities between neuropathological findings in a case of Lyme disease and those occurring in tertiary neurosyphilis. Acta Neuropathol 80, 568-572

Miquel J, Blasco M (1978): A simple technique for evaluation of vitality loss in aging mice, by testing their muscular coordination and vigor. Exp Gerontol 13, 389-96

Mook-Kanamori B, Geldhoff M, Troost D, van der Poll T, van de Beek D (2012): Characterization of a pneumococcal meningitis mouse model. BMC Infect Dis 12, 71

Morris, R (1981): Spatial localization does not require the presence of local cues. Learn Motiv 12, 239-260

Morris, R (1984): Developments of a water-maze procedure for studying spatial learning in the rat. J Neurosci Methods 11, 47-60

Mueller SN, Hosiawa-Meagher KA, Konieczny BT, Sullivan BM, Bachmann MF, Locksley RM, Ahmed R, Matloubian M (2007): Regulation of homeostatic chemokine expression and cell trafficking during immune responses. Science 317, 670-674

Mulisch M, Welsch U: Romeis Mikroskopische Technik, 18. Auflage; Spektrum Akademischer Verlag, Heidelberg 2010

Munderloh UG, Kurtti TJ (2005): The ABC of Lyme disease spirochaetes in ticks. Lancet 366, 962-964

Myers TA, Kaushal D, Philipp MT (2009): Microglia are mediators of Borrelia burgdorferi-induced apoptosis in SH-SY5Y neuronal cells. PLoS Pathog 5, e1000659

Narayan K, Dail D, Li L, Cadavid D, Amrute S, Fitzgerald-Bocarsly P, Pachner AR (2005): The nervous system as ectopic germinal center: CXCL13 and IgG in lyme neuroborreliosis. Ann Neurol 57, 813-823

Nau R, Soto A, Brück W (1999): Apoptosis of neurons in the dentate gyrus in humans suffering from bacterial meningitis. J Neuropathol Exp Neurol 58, 265-274

Nau R, Christen HJ, Eiffert H (2009): Lyme-Borreliose – Aktueller Kenntnisstand. Dtsch Arztebl Int 106, 72-81

Negoescu A, Lorimier P, Labat-Moleur F, Drouet C, Robert C, Guillermet C, Brambilla C, Brambilla E (1996): In situ apoptotic cell labeling by the TUNEL method: improvement and evaluation on cell preparations. J Histochem Cytochem 44, 959–968

Pachner AR, Gelderblom H, Cadavid D (2001 a): The rhesusmodel of Lyme neuroborreliosis. Immunol Rev 183, 186-204

Pachner AR, Cadavid D, Shu G, Dail D, Pachner S, Hodzic E, Barthold SW (2001 b): Central and peripheral nervous system infection, immunity, and inflammation in the NHP model of Lyme borreliosis. Ann Neurol 50, 330-338

Pal U, Yang X, Chen M, Bockenstedt LK, Anderson JF, Flavell RA, Norgard MV, Fikrig E (2004): OspC facilitates Borrelia burgdorferi invasion of Ixodes scapularis salivary glands. J Clin Invest 113, 220-230

Poeck K, Hacke W: Neurologie, 12. Auflage; Springer Verlag, Heidelberg 2006

Qiu WG, Dykhuizen DE, Acosta MA, Luft BJ (2002): Geographic uniformity of the Lyme Disease spirochete (Borrelia burgdorferi) and its shared history with tick vector (Ixodes scapularis) in the northeastern United States. Genetics 160, 833-849

Qureshi MZ, New D, Zulqarni NJ, Nachman S (2002): Overdiagnosis and overtreatment of Lyme disease in children. Pediatr Infect Dis J 21, 12-14

Ramesh G, Borda JT, Gill A, Ribka EP, Morici LA, Mottram P, Martin DS, Jacobs MB, Didier PJ, Philipp MT (2009): Possible role of glial cells in the onset and progression of Lyme neuroborreliosis. J Neuroinflammation 6, 23

Rupprecht TA, Kirschning CJ, Popp B, Kastenbauer S, Fingerle V, Pfister HW, Koedel U (2007): Borrelia garinii induces CXCL13 production in human monocytes through Toll-like receptor 2. Infect Immun 75, 4351-4356

Rupprecht TA, Koedel U, Fingerle V, Pfister HW (2008): The pathogenesis of lyme neuroborreliosis: from infection to inflammation. Mol Med 14, 205-212

Rupprecht TA, Plate A, Adam M, Wick M, Kastenbauer S, Schmidt C, Klein M, Pfister HW, Koedel U (2009): The chemokine CXCL13 is a key regulator of B cell recruitment to the cerebrospinal fluid in acute Lyme neuroborreliosis. J Neuroinflammation 6, 42

Sasaki Y, Ohsawa K, Kanazawa H, Kohsaka S, Imai Y (2001): Iba1 Is an Actin-Cross-Linking Protein in Macrophages/Microglia. Biochem Biophys Res Commun 286, 292-297

Satz N: Klinik der Lyme-Borreliose, 3., vollständig überarbeitete und erweiterte Auflage; Verlag Hans Huber, Bern 2010

Schulte-Spechtel U, Lehnert G, Liegl G, Fingerle V, Heimerl C, Johnson BJB, Wilske B (2003): Significant improvement of the recombinant Borrelia-specific immunoglobulin G immunoblot test by addition of VlsE and a DbpA homologue derived from Borrelia garinii for diagnosis of early neuroborreliosis. J Clin Microbiol 41, 1299-1303

Sigal LH (1993): Cross-reactivity between Borrelia burgdorferi Flagellin and a human axonal 64.000 molecular weight protein. J Infect Dis 167, 1372–1378

Sofroniew MV (2009): Molecular dissection of reactive astrogliosis and glial scar formation. Trends Neurosci 32, 638-647

Steere AC (1989): Lyme disease. N Engl J Med 321, 586-596

Steere AC (2001): Lyme disease. N Engl J Med 345, 115-125

Steere AC, Malawista SE, Snydman DR, Shope RE, Andiman WA, Ross MR, Steele FM (1977): Lyme arthritis: An epidemic of oligoarticular arthritis in children and adults in three Connecticut communities. Arthritis Rheum 20, 7-17

Steere AC, Bartenhagen NH, Craft JE, Hutchinson GJ, Newman JH, Pachner AR, Rahn DW, Sigal LH, Taylor E, Malawista SE (1986): Clinical manifestation of Lyme disease. Zentralbl Bakt Hyg A 263, 201-205

Steere AC, Coburn J, Glickstein L (2004): The emergence of Lyme disease. J Clin Invest 113, 1093-1101

Stewart PE, Wang X, Bueschel DM, Clifton DR, Grimm D, Tilly K, Carroll JA, Weis JJ, Rosa PA (2006): Delineating the requirement for the Borrelia burgdorferi virulence factor OspC in the mammalian host. Infect Immun 74, 3547–3553

Szczepanski A, Furie MB, Benach JL, Lane BP, Fleit HB (1990): Interaction between Borrelia burgdorferi and endothelium in vitro. J Clin Invest 85, 1637–1647

Takeda K, Akira S (2001): Roles of Toll-like receptors in innate immune responses. Genes to Cells 6, 733-742

Tauber SC, Stadelmann C, Spreer A, Brück W, Nau R, Gerber J (2005): Increased expression of BDNF and proliferation of dentate granule cells after bacterial meningitis. J Neuropathol Exp Neurol 64, 806-15

Tauber SC, Ebert S, Weishaupt JH, Reich A, Nau R, Gerber J (2009): Stimulation of Toll-like receptor 9 by chronic intraventricular unmethylated cytosine-guanine DNA infusion causes neuroinflammation and impaired spatial memory. J Neuropathol Exp Neurol 68, 1116-24

Thorne PS, Perry SS, Saito R, O'Shaughnessy PT, Mehaffy J, Metwali N, Keefe T, Donham KJ, Reynolds SJ (2010): Evaluation of the Limulus Amebocyte Lysate and Recombinant Factor C Assays for Assessment of Airborne Endotoxin. Appl Environ Microbiol 76, 4988-4995

Tilly K, Krum JG, Bestor A, Jewett MW, Grimm D, Bueschel D, Byram R, Dorward D, VanRaden MJ, Stewart P, Rosa P (2006): Borrelia burgdorferi OspC protein required exclusively in a crucial early stage of mammalian infection. Infect Immun 74, 3554-3564

Tilly K, Bestor A, Jewett MW, Rosa P (2007): Rapid clearance of lyme disease spirochetes lacking OspC from skin. Infect Immun 75, 1517-1519

Trepel M: Neuroanatomie, 3. Auflage; Urban & Fischer Verlag, München 2004

Vermi W, Facchetti F, Riboldi E, Heine H, Scutera S, Stornello S, Ravarino D, Cappello P, Giovarelli M, Badolato R, Zucca M, Gentili F, Chilosi M, Doglioni C, Ponzi AN, Sozzani S, Musso T (2006): Role of dendritic cell-derived CXCL13 in the pathogenesis of Bartonella henselae B-rich granuloma. Blood 107, 454-462

Vorhees CV, Williams MT (2006): Morris water maze: procedures for assessing spatial and related forms of learning and memory. Nat Protoc 1, 848-858

Weller M, Stevens A, Sommer N, Wiethölter H, Dichgans J (1991): Cerebrospinal fluid interleukins, immunoglobulins, and fibronectin in neuroborreliosis. Arch Neurol 48, 837-841

Wellmer A, Noeske C, Gerber J, Munzel U, Nau R (2000): Spatial Memory and learning deficits after experimental pneumococcal meningitis in mice. Neurosci Lett 296, 137-140

Widhe M, Jarefors S, Ekerfelt C, Vrethem M, Bergström M, Forsberg P, Ernerudh J (2004): Borrelia-specific interferongamma and interleukin-4 secretion in cerebrospinal fluid and blood during Lyme borreliosis in humans: association with clinical outcome. J Infect Dis 189, 1881–1891

Wilske B, Preac-Mursic V, Schierz G, Busch KV (1986). Immunochemical and immunological analysis of European Borrelia burgdorferi strains. Zentralbl Bakteriol Mikrobiol Hyg Ser A 263, 92-102

Wilske B, Preac-Mursic V, Jauris S, Hofmann A, Pradel I, Soutschek E, Schwab E, Will G, Wanner G (1993): Immunological and molecular polymorphisms of OspC, an immunodominant major outer surface protein of Borrelia burgdorferi. Infect Immun 61, 2182-2191

Wilske B, Habermann C, Fingerle V, Hillenbrand B, Jauris-Heipke S, Lehnert G, Pradel I, Rössler D, Schulte-Spechtel U (1999): An improved recombinant IgG immunoblot for serodiagnosis of Lyme borreliosis. Med Microbiol Immunol 188, 139-44

Wilske B, Fingerle V, Schulte-Spechtel U (2007): Microbiological and serological diagnosis of Lyme borreliosis. FEMS Immunol Med Microbiol 49, 13-21

Wormser GP, Dattwyler RJ, Shapiro ED, Halperin JJ, Steere AC, Klempner MS, Krause PJ, Bakken JS, Strle F, Stanek G, Bockenstedt L, Fish D, Dumler JS, Nadelmann RB (2006): The clinical assessment, treatment, and prevention of Lyme disease, human granulocytic anaplasmosis and babesiosis: Clinical practice guidelines by the infectious diseases society of America. IDSA Guidelines 43, 1089-1134

Xu Q, McShan K, Liang FT (2008): Essential protective role attributed to the surface lipoproteins of Borrelia burgdorferi against innate defences. Mol Microbiol 69, 15-29

Zhang JR, Norris SJ (1998 a): Kinetics and in vivo induction of genetic variation of vlsE in Borrelia burgdorferi. Infect Immun 66, 3689-3697

Zhang JR, Norris SJ (1998 b): Genetic variation of the Borrelia burgdorferi gene vlsE involves cassette-specific, segmental gene conversion. Infect Immun 66, 3698-3704

Zhang JR, Hardham JM, Barbour AG, Norris SJ (1997): Antigenic variation in Lyme disease borreliae by promiscuous recombination of VMP-like sequence cassettes. Cell 89, 275-285

Zhao C, Deng W, Gage FH (2008): Mechanisms and functional implications of adult neurogenesis. Cell 132, 645-660

Zysk G, Brück W, Gerber J, Brück Y, Prange HW, Nau R (1996): Anti-Inflammatory Treatment Influences Neuronal Apoptotic Cell Death in the Dentate Gyrus in Experimental Pneumococcal Meningitis. J Neuropathol Exp Neurol 55, 722-728